Dr. rer. nat. Vera Rosival

W0352186

Die Familie und das hyperaktive Kind

Behandlungskonzept für jede Familie

**Stoffwechselregulation,
Chakrenharmonisierung
mit Hilfe von
Homöopathie, Steinen, Farben, Düften**

2. überarbeitete Auflage

Dr. Vera Rosival Verlag
München

Dr. rer. nat. Vera Rosival
Die Familie und das hyperaktive Kind

Wichtiger Hinweis

Die Darstellungen medizinischer Zusammenhänge in diesem Buch weichen teilweise von der allgemein anerkannten Wissenschaft ab.

Es ist jedem Leser überlassen, in eigener Verantwortung zu entscheiden, ob und inwieweit die vorgestellten Informationen und Behandlungsarten für ihn eine Alternative zur üblichen Behandlung darstellen. Berücksichtigen Sie auch, daß es bei jeder Selbstbehandlung Grenzen gibt. Wenn sich Ihr Zustand während der Selbstbehandlung verschlechtert, müssen Sie unbedingt einen Arzt aufsuchen.

2. Ausgabe 1996
© Dr. rer. nat. Vera Rosival
Alle Rechte vorbehalten. Nachdruck, auch auszugsweise, sowie Verbreitung durch Film, Funk und Fernsehen, durch fotomechanische Wiedergabe, Tonträger und Datenverarbeitungssysteme jeder Art nur mit schriftlicher Genehmigung des Verlags.

Satz und Gestaltung: Harald Bauer, Traunstein

Herstellung: Druckerei Preböck, Sauerlach

Umschlaggestaltung und Karikaturen: Tommy Weiss, München

Illustrationen: Tommy Weiss, München

Dr. Vera Rosival Verlag, München
ISBN 3–928355–01–5

Die Kinder von heute
sind die Gesellschaft von morgen.

Ein Dankeschön

Ich möchte mich für die Unterstützung bedanken bei meinem Mann und Manager Peter, bei meinen Töchtern Barbara und Petra sowie bei allen Mitarbeitern meiner Praxis.

Inhalt

WIR LEBEN HEUTE SCHNELL-INTENSIV-AKTIV

SIND WIR HYPERAKTIV?

BEWEGUNG

Autos, Züge (ICE), Flugzeuge (Concorde) werden immer schneller, aber auch wir Menschen joggen statt spazierenzugehen, rennen beim Einkauf statt zu bummeln und benutzen den Lift statt der Treppe.

BERUF

Wir schreiben kaum noch Briefe und benutzen lieber Telefax, Telefon, Computer und andere zeitsparende Geräte, um immer mehr Termine bewältigen zu können.

FREIZEIT

Wir haben das Faulenzen verlernt und düsen, surfen, wedeln oder rasen in unserer Freizeit. Wir tanzen zu lauter, schneller Musik und nehmen sogar „Fast-food“ zu uns, statt zu „speisen“.

SPRACHE

Unsere Alltagssprache spiegelt Hektik wieder: „Ich schau schnell mal rein“, oder „wart mal schnell!“. Statt ganzer Sätze verwenden wir Kürzel wie „okay“.

KOMMUNIKATION

Geschäfte werden weltweit abgewickelt. Rund um die Uhr ist man überall mit dem Handy ereichbar. Fernreisen im Urlaub boomen. Nachrichten, Kultur, Sport, Musik kommen über Satellit live in unser Zimmer. Kommunikation kennt keine Grenzen mehr.

INTENSITÄT

Die Intensivstation rettet Leben, Intensivkurse verkürzen das Lernen. Durch die Medien erleben wir Tod, Katastrophe, Hunger und Leid komprimiert und intensiv.

AKTIVITÄT

Der Leistungsdruck fordert aktive, dynamische Menschen. Dieser Alltagsstreß wird durch Aktivurlaub kompensiert, und auch nach Feierabend wollen wir aktiv sein.

REIZÜBERFLUTUNG

Der Trend „schneller-intensiver-aktiver" macht auch vor den Kindern nicht halt. Sie spielen nicht, sondern werden gespielt, von grellen, selbstbewegten oder computergesteuerten Spielen. Der Bildschirm strengt ihre Augen an und der Walkman ihre Ohren. Zur aggressiven Musik kommen die Paukenschläge einer aggressiven Werbung. Es fehlt uns die frühere Muße, Eindrücke zu verarbeiten.

Reizüberflutung führt zur Hyperaktivität.
Die Grenze zwischen „aktiv" und „überaktiv" ist schmal und wird beim Einzelnen, in der Familie oder Gruppe und in der Gesellschaft oft unbemerkt überschritten.

Einführung

Verhaltensstörungen kommen sowohl bei Erwachsenen als auch bei Kindern häufiger als früher vor. Eine hyperaktive Umwelt macht die Menschen hyperaktiv. Dafür gibt es verschiedene Ursachen und dementsprechend unterschiedliche Behandlungsmethoden: Kinesiologie, Spieltherapie, Erziehungsmaßahmen, Beruhigungsmittel, Diäten, Ausschluß von Allergenen und eine allopathische oder homöopathische Stoffwechselregulation. In meiner Praxis habe ich über viele Jahre hinweg gelernt, daß eine Kombination mehrerer Verfahren oft am sinnvollsten ist. Im Mittelpunkt stehen meist Stoffwechsel und Zellkommunikation. Dies kann man sich vereinfacht so vorstellen: Jede der ungezählten Millionen Zellen unseres Körpers besitzt ein Telefon. Bei jeder Veränderung im Organismus rufen sich die davon betroffenen Zellen untereinander an und geben die wichtigsten Informationen weiter. Wenn dieses Telefonnetz aus irgendwelchen Gründen nicht mehr richtig funktioniert und die Zellen sich untereinander nicht verständigen können, treten unterschiedliche Störungen auf, zu denen auch das Hyperaktive Syndrom gehört.

Das Telefonnetz der Zellen wird durch biochemische Prozesse aufrechterhalten, die sich von Minute zu Minute ändern. Diese Abläufe sind sehr kompliziert. Ich möchte sie Ihnen in diesem

Buch so einfach und anschaulich erklären, daß Sie einen Einblick in die Stoffwechselvorgänge bekommen. Dann werden Sie auch verstehen, wie es zum Hyperaktiven Syndrom und anderen Verhaltensstörungen kommen kann.

Jede psychische Reaktion, sei es nun ein Wutausbruch, ein hysterischer Anfall oder hektisches Zappeln, hat ihren eigentlichen Ursprung in den biochemischen Prozessen, die gerade in unserem Körper ablaufen. Es handelt sich nicht um „schlechtes Benehmen", sondern um eine Störung im Telefonnetz der Zellkommunikation. Das gilt natürlich auch für harsche oder unangemessene Reaktionen der Erwachsenen. Wenn jeder in der Familie für diese Zusammenhänge mehr Verständnis aufbrächte, ließen sich hyperaktive Kinder besser behandeln.

Schwerwiegende Störungen bedürfen unbedingt ärztlicher Behandlung. Aber es gibt auch viele leichtere Fälle, in denen Sie mit Hilfe der Ratschläge dieses Buches selbst einen Ausweg aus der Familienkrise finden können. Diese Therapie nennt man „biochemisch-homöopathische Stoffwechselregulation".

Wenn in diesem Buch von hyperaktiven Kindern die Rede ist, sind immer auch die hypoaktiven Kinder eingeschlossen. Es handelt sich um dasselbe Krankheitsbild, nur daß bei den zurückgezogenen, schüchternen oder weinerlichen „Hypoaktiven" die übermäßige Aktivität wegfällt und ihre Störung nicht so offenkundig ist. Sie leiden ebenso sehr wie die überlebhaften „Zappelphilippe". Auch die Behandlung ist dieselbe.

Wichtig für das Erkennen der Zusammenhänge und die richtige Behandlung ist ein Grundsatz: Körper, Geist und Seele lassen sich nicht voneinander trennen, sie sind durch unzählige Wechselwirkungen miteinander verbunden, und eine Behandlung von Verhaltensstörungen kann deshalb ohne gleichzeitige Regulation der biochemischen Störungen nicht erfolgreich sein. Diese sollte man an ihrer Wurzel packen und sie nicht durch Medikamente nur überdecken.

Das Kind lebt im Umfeld seiner Familie. Eine Behandlung ist schwierig, wenn nicht alle Hausgenossen ruhig und ausgeglichen sind. Deshalb richtet sich dieses Buch an die ganze Familie.

Noch immer ist die Stoffwechselregulation in meinen Behandlungen das Wichtigste. Je besser der Patient informiert ist, um so schneller ist der Weg zur Heilung.

München, im Juli 1996

Ursachen der Stoffwechselstörungen

Unter Stoffwechsel versteht man die Gesamtheit aller im Organismus ablaufender chemischer Reaktionen, bei denen Stoffe aus der Nahrung auf-, ab- oder umgebaut werden. Beim Aufbaustoffwechsel (Anabolismus) wird Energie verbraucht, beim Abbaustoffwechsel (Katabolismus) wird Energie frei. Beide Vorgänge werden durch Enzyme gesteuert und sind so eng miteinander verknüpft, daß man keine klare Trennlinie ziehen kann. Zu jeder Minute des Tages und der Nacht laufen in dieser bewunderungswürdigen „chemischen Fabrik" irgendwelche lebenswichtigen Prozesse ab, die wir im günstigen Fall gar nicht wahrnehmen.

So lange der Stoffwechsel reibungslos funktioniert, klappt auch die Zellkommunikation: Der Mensch ist gesund. Bei hyperaktiven Kindern, aber auch Erwachsenen liegt eine Stoffwechselstörung vor. Sie kann sehr unterschiedliche Ursachen haben, die sich in zwei Gruppen einteilen lassen: endogene (von innen kommende) und exogene (von außen kommende) Ursachen.

Stoffwechselstörungen bei „HYPERAKTIVEM SYNDROM"

Endogene Ursachen:

1. Schwäche der Bauchspeicheldrüse (Eiweißstoffwechselstörung)
2. pH-Wert-Verschiebungen
3. Störungen im Darmbereich
4. Mineralstoff-Ungleichgewicht
5. Neurotransmitter-Störungen (Signalübertragung im Gehirn)
6. Blockaden durch Narben
Zahnplomben
Unbewußtes (Revers)

Exogene Ursachen:

1. Ernährung
2. Umweltbelastungen
3. Medikamentenmißbrauch (latrogene Schäden)
4. Schlafplatz
5. Streß
6. Familienverhältnisse

Endogene Ursachen

Schwäche der Bauchspeicheldrüse

Unser Stoffwechsel ist darauf angewiesen, daß von außen ständig Nachschub an Nährstoffen kommt. Die drei Grundnährstoffe sind Kohlenhydrat, Fett und Eiweiß. Die Eiweiße spielen dabei eine besondere Rolle. Sie sind, chemisch gesehen, lange Ketten miteinander verknüpfter Aminosäuren. Im Magen werden diese in kleine Teile zerlegt, die Eiweißhüllen von Bakterien chemisch gespalten und fremde Bakterien größtenteils vernichtet.

Die Weiterverarbeitung zu noch kleineren Bausteinen erfolgt anschließend im Zwölffingerdarm durch die Spaltstoffe im Saft der Bauchspeicheldrüse. Längere Eiweißketten werden vom Immunsystem als „fremd" erkannt und bekämpft. Nur die aufbereiteten Aminosäuren können durch die Wand des Dünndarms ins Blut gelangen und über das Gefäßsystem zur Leber transportiert werden. Diese ist zwar in der Lage, einige Aminosäuren selbst herzustellen, aber andere müssen mit der Nahrung von außen zugeführt werden. Alle diese Bausteine verwendet die Leber, um daraus lebensnotwendige körpereigene Eiweiße wie Enzyme, Neurotransmitter oder Antikörper zu bilden. Dafür ist die Bauchspeicheldrüse das Schlüsselorgan.

Nun wird verständlich, warum sich eine Schwächung oder Schädigung der Bauchspeicheldrüse so negativ auf den Eiweißstoffwechsel auswirkt. Erste Anzeichen einer solchen Störung sind Blähungen und eine trockene Haut. Eine Schwäche der Bauchspeicheldrüse kann angeboren sein, dann kommt in der engeren Familie meist eine Zuckerkrankheit (Diabetes mellitus) vor. Möglicherweise könnte auch die übermäßige Einnahme von Eisenpräparaten während der Schwangerschaft eine Ursache für Bauchspeicheldrüsenschwäche sein.

Diese Störung kann durch Infektionen oder zu einem ungünstigen Zeitpunkt durchgeführte Impfungen auch erworben werden. In meiner Praxis habe ich oft Zuckerkrankheiten beobachtet, die nach Impfungen gegen Wundstarrkrampf (Tetanus), Masern und Mumps auftraten, die vorgenommen wurden, als eine Stoffwechselstörung vorlag. Tetanusimpfungen sind manchmal lebenserhaltend, aber es müßte gründlicher als bisher erforscht werden, warum Diabetes bei Kindern so häufig vorkommt.

Mit den Behandlungsmaßnahmen befassen wir uns in einem späteren Abschnitt des Buches. Wegen der grundlegenden Bedeutung der Bauchspeicheldrüse mache ich hier eine Ausnahme mit einem praktischen Therapievorschlag.

Zur Stärkung der Bauchspeicheldrüse geben Sie Ihrem Kind zehn Tage lang täglich eine Ampulle Pankreas D 4 von der Firma Wala. Zusätzlich geben Sie nach Austestung durch den Therapeuten mindestens vier Wochen lang entweder Syzygium D 6 oder Datisca D 4, jeweils dreimal 5 Globuli täglich. Hat das Kind Blähungen, Verstopfungen oder Schluckauf, sind drei Tage lang dreimal täglich 2–3 Tabletten Magnesium Phosphoricum D 4 erforderlich.

Die Aufbereitung des Nahrungsbreis im Magen spielt für das Funktionieren der Bauchspeicheldrüse eine große Rolle. Wenn das Milieu im Magen sauer und salzig ist, funktionieren die weiteren Schritte der Verdauung besser. Ist es jedoch durch ein Frühstück mit Obst oder Müsli mit Honig leicht süßlich, wird es auch dann, wenn die Bauchspeicheldrüse hervorragend arbeitet, im Zwölffingerdarm zu Gärungen und Blähungen kommen. Deshalb ist es besser, morgens auf nüchternen Magen zuerst ein Butterbrot (am besten Roggen, Dinkel und Sauerteig) mit Salz zu essen. Die Magensäure fördern Sie, falls Mangel besteht, durch dreimal täglich eine Tablette Acidum Muriaticum D 4, die Magenfunktion durch dreimal täglich 5 Globuli Iberis Amara D 6, oder mit Bitterstoffen wie z. B. Harpagophytum D 1 (dreimal 10 Tropfen vor dem Essen) oder Tinctura gentiana, Tinctura amara (beide dreimal 10 Tropfen vor dem Essen – bei Unverträglichkeit die Tropfen in ein bißchen Wasser geben). Kindern können Sie Menyanthes D 6 oder Harpagophytum D 2 dreimal täglich 5 Globuli vor dem Essen geben.

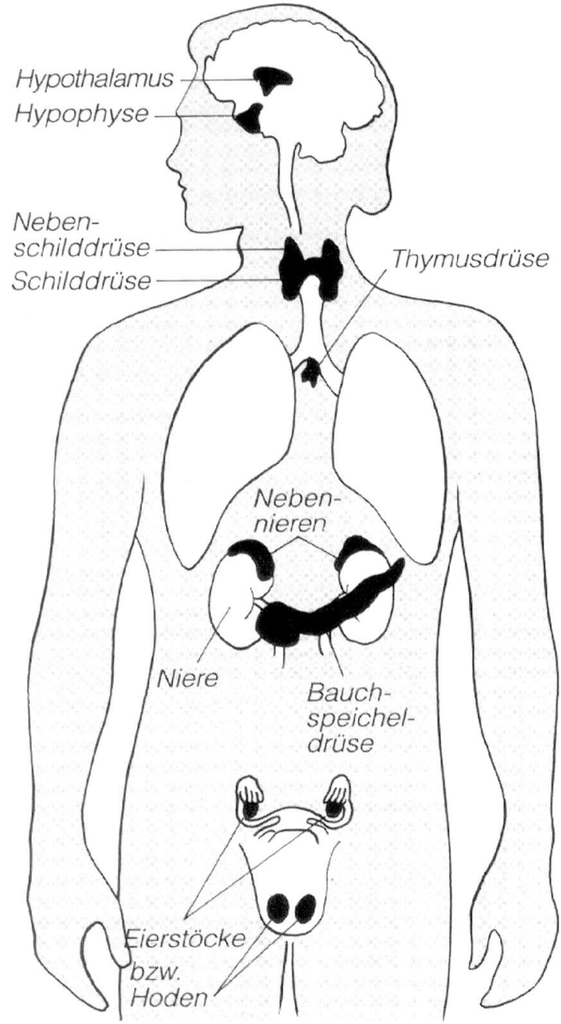

Die Stoffwechselorgane

Optimale pH-Werte

Verdauung:	
Speichel	**7,0**
Magen	**1,5–2,0**
Pankreas	**8,3**

Ausscheidung:	
Darm	**6,0** (5,8 -6,2)
Urin	**5,0–6,5**
Haut	**5,5**

Blut:
6,8 ◄—— **7,35 -7,45** ——► 7,8 Acidose Alkalose
Puffersysteme: Bicarbonat Phosphat Hämoglobin das gesamte Eiweiß

pH-Wert-Verschiebungen

In der Chemie bedeutet „pH" die „Potenz der Wasserstoffionen (H)". Auf einer Skala, die von 1 bis 14 reicht, wird angegeben, wie sauer oder alkalisch (basisch) eine Flüssigkeit ist. Dabei unterscheidet man drei Kategorien: „Sauer" reicht von 1 bis 6, „alkalisch" von 8 bis 14, 7 ist „neutral".

Die biochemischen Reaktionen des Stoffwechsels, wie zum Beispiel die Eiweißspaltung durch Enzyme, können nur dann normal ablaufen, wenn sie am Ort der Reaktion optimale Bedingungen vorfinden. Die wichtigste dieser Bedingungen ist, daß der Säure-Basen-Wert (pH) stimmt. Er reguliert die Verarbeitung der aufgenommenen Nahrung, zum Beispiel die Aufspaltung von Eiweißen zu Aminosäuren im Darm.

Die optimalen pH-Werte im Verdauungstrakt sind: Speichel 7 (neutral), Magen 1,5 bis 2 (sauer), Bauchspeicheldrüse 8,3 (basisch), Haut 5,5, Blut 7,4. Der pH-Wert des Blutes wird durch „Puffersysteme" konstant gehalten. Das sind chemische Substanzen im Blut, die eventuelle Schwankungen im Säure-Basen-Gleichgewicht ausgleichen. Die pH-Werte in Stuhl und Urin geben Hinweise darauf, ob Verdauung und Entschlackung reibungslos funktionieren.

Der Laie kann nur den pH-Wert im Speichel mit Hilfe von Meßstreifen aus der Apotheke kontrollieren und daraus Rückschlüsse auf die Wirksamkeit einer Regulierung des Säure-Basen-Gleichgewichts ziehen. Die Messung der anderen pH-Werte nimmt der Fachmann vor.

Störungen im Darmbereich

Ein gesunder Darm arbeitet nur dann optimal, wenn er erstens genügend mechanische Reize durch cellulosehaltige Stoffe aus der Nahrung bekommt, und wenn zweitens die zur Verdauung notwendigen Bakterien (Darmflora) in der richtigen Zusammensetzung vorhanden sind. Den mechanischen Reiz kann man durch schwer verdauliche Ballaststoffe steuern, die täglich aufgenommen werden müssen, damit Dünn- und Dickdarm ständig zur Arbeit angeregt werden. Ihre rhythmische Eigenbewegung, die den Nahrungsbrei weitertransportiert, nennt man „Peristaltik". Darmträgheit kann auch durch eine unzureichende Funktion von Bauchspeicheldrüse oder Galle hervorgerufen werden.

Die empfindliche Darmflora, die teils an der Darmschleimhaut haftet und sich teils frei bewegt, erneuert sich ständig und ist deshalb so wichtig, weil sie nicht nur den Nahrungsbrei „bearbeitet", sondern auch die Ansiedlung unerwünschter krankmachender Bakterien verhindert. Wird ihre Zusammensetzung durch Antibiotika oder andere Einflüsse verändert, fehlen plötzlich Bakterien, die der Darm für den Verdauungsprozeß braucht, dafür sind andere vorhanden, die nicht hingehören. Dieses Ungleichgewicht nennt man „Dysbiose". Die körperfremden Bakterien produzieren Schadstoffe, die über die Darmwände ins Blut gelangen, Pilze entstehen lassen, die Entgiftungsorgane Leber und Nieren belasten und sogar die Hirnfunktion stören können.

Auch seelische Probleme stören über unbewußte Nervenreflexe die Funktion des Darms und führen zu Krämpfen, Durchfall oder Verstopfung.

Das Gegenteil der Dysbiose heißt „Symbiose". Diese natürliche Lebensgemeinschaft zwischen den Bakterien und ihrem Wirt ist bei vielen Menschen bereits gestört. Durch sterilisierte und denaturierte Lebensmittel, eine falsche Ernährung und Lebensweise, Umweltbelastungen, Giftstoffe und Medikamentenmißbrauch wird das empfindliche Gleichgewicht zwischen Mensch und Bakterien allmählich verschoben. Das hat verhängnisvolle Folgen: unzureichende Versorgung mit Vitaminen, Mineralstoffen und Spurenelementen, Ansiedlung von Krankheitserregern, Erlahmen der körpereigenen Abwehrkräfte. So kommt es zu einer schleichenden Selbstvergiftung mit Vitalitätsverlust, Müdigkeit, Depression, Konzentrationsstörungen, Aggressivität und Angstzuständen.

Die Wissenschaft betrachtete das Immunsystem lange Zeit nur unter dem Blickwinkel der Abwehr von Infektionen. Heute weiß man, daß eine enge Beziehung zwischen Stoffwechselvorgängen und Immunsystem besteht. So werden die für unsere Abwehr so wichtigen Immunglobuline größtenteils im Darm gebildet. Die Schleimhaut des Dickdarms ist die vorderste und wichtigste Verteidigungslinie gegen Giftstoffe. Der Volksmund sagt ganz richtig: „Der Tod sitzt im Darm." Häufiger Schnupfen, Nebenhöhlenentzündungen, Augenbeschwerden, Husten und chronische Bronchitis weisen auf eine Dysbiose im Dickdarm hin. Wenn dabei Ohrenschmerzen oder Ohrgeräusche auftreten, könnte eine Dysbiose im Dünndarm vorliegen.

Bei der Behandlung dieser und vieler anderer Krankheiten muß man unbedingt auch an eine Darmsanierung denken, um im Dünn- und Dickdarm wieder gesunde Verhältnisse – eine Symbiose – herzustellen.

Mineralstoff-Ungleichgewicht

Jede lebende Zelle verbraucht bestimmte Stoffe, die in der richtigen Menge zugeführt werden müssen, damit die Zelle gesund bleibt. Wenn alle Zellen eines Organs gesund sind, dann ist auch das ganze Organ in Ordnung. Der Mensch fühlt sich dann gesund, wenn alle Organe seines Körpers reibungslos arbeiten. Zur Krankheit kommt es dann, wenn sich Zellen krankhaft verändern. Sie brauchen zum Aufbau und zur Aufrechterhaltung ihrer Funktion eine bestimmte Menge an anorganischen Stoffen, nämlich die Mineralsalze. Sie machen neben Wasser, Eiweiß, Fett und Kohlenhydraten nur einen sehr kleinen, aber lebensnotwendigen Teil der Zellflüssigkeit aus. Diese unentbehrlichen Mineralstoffe sind Natrium, Kalium, Kalzium und Magnesium, hinzu kommen Kupfer, Eisen, Zink und alle anderen Spurenelemente. Wenn sie im Blut und in den Geweben in ausreichender Menge vertreten sind, vermögen sie alle Krankheiten zu heilen, die überhaupt heilbar sind. Entscheidend ist das Gleichgewicht unter den Mineralstoffen. Ein Zuviel oder Zuwenig einer dieser Substanzen kann zu Beschwerden und Krankheiten führen. Deshalb ist es wichtig, jede Verschiebung im Gleichgewicht der anorganischen Stoffe rasch zu erkennen und auszugleichen, gegebenenfalls mit Hilfe des Therapeuten.

Neurotransmitter-Störungen

Jede Nervenzelle im Gehirn und im Nervensystem besteht aus einem Zellkörper und mehreren Fortsätzen. Einer dieser Fortsätze ist meist besonders lang und wird als Nervenfaser bezeichnet. Sie überträgt Signale ihres Zellkörpers auf andere Nervenzellen.

Da diese Zellen nicht direkt miteinander verbunden sind, funktioniert die Kommunikation nur mit Hilfe einer Überträgersubstanz, die den winzigen Abstand von einer Nervenfaser zur nächsten überbrückt. Diese Botenstoffe, die aus mehreren Aminosäuren bestehen, nennt man „Neurotransmitter". Einige von ihnen wirken erregend, andere hemmend. Wenn das Gleichgewicht der Neurotransmitter bei einem Kind gestört ist, wird dieses Kind entweder überregt (hyperaktiv) oder gehemmt (hypoaktiv).

Blockaden durch Narben

Die Lebensenergie fließt nach der Akupunkturlehre über sogenannte „Meridiane" durch unseren Körper. Narben können diese energetischen Bahnen stören, und zwar um so stärker, je größer oder verwachsener die Narben sind. In vielen Fällen schafft die Neuraltherapie Abhilfe. Dabei wird die Blockade des Energieflusses aufgehoben, indem man die Narbe mit einem Lokalanästhetikum, einem Mittel zur örtlichen Betäubung, unterspritzt. Das Störfeld einer Narbe kann auch an weit entfernten Körperstellen Schmerzen oder Beschwerden verursachen, die durch das Unterspritzen schlagartig verschwinden können und manchmal nicht wieder auftreten. Das heißt in der Neuraltherapie „Sekundenphänomen". Diese Behandlung gehört in die Hand des erfahrenen Fachmannes.

Blockaden durch Zahnplomben

Im Bereich der Zähne können Störfelder entstehen, wenn zwei verschiedene Metallsorten im Mund wie eine Batterie wirken: Das unedlere Metall löst sich langsam in geladene Teilchen (Ionen) auf, die über den Speichel in den ganzen Körper gelangen und in den Stoffwechsel eingreifen. Das tritt dann ein, wenn Sie beispielsweise Amalgamfüllungen und Goldkronen tragen. Aus den Amalgamplomben kann sich ionisiertes Quecksilber oder Silber herauslesen. Die Symptome sind ähnlich wie nach einer Quecksilber- oder Silbervergiftung. Man nennt sie auch das „homöopathische Arzneimittelbild" von Silber beziehungsweise Quecksilber.

Das Arzneimittelbild von Silber faßt eine Mutter so zusammen: „Der Junge ist ängstlich und reizbar, begleitet von großer nervöser Unruhe, Schwäche und Zittrigkeit morgens nach dem Aufstehen. Angst treibt ihn zum Schnellgehen. Er unternimmt nichts, weil er Angst hat, es könnte mißlingen. Er fürchtet, es könnte etwas Schlimmes eintreten. Die Zeit vergeht ihm zu langsam. Er fühlt sich gehetzt und möchte mit seiner Arbeit schon fertig sein, wenn er sie gerade beginnt. Hypochondrische Schweigsamkeit, Trübsinn, Apathie mit zittriger Schwäche. Gedächtnisschwäche, Unfähigkeit, zusammenhängend zu denken, verspricht sich oft und findet es ungemein schwer, einen Gedanken aufzugreifen." Weitere häufige Symptome: Konzentrationsschwäche, Schwitzen vor allem an den Händen, Durchfall bei Aufregung, Platzangst, heftiges Verlangen nach Zucker, Schwindel, Benommenheit, Vergeßlichkeit, häufiges Versprechen, Stottern; Schlaflosigkeit, unruhiger Schlaf oder Schlafsucht, nervöse Überreizung.

Das Arzneimittelbild von Quecksilber läßt sich so zusammenfassen: „Erregung der Nerven mit Angst und Unruhe, hastiges Wesen mit Gereiztheit, Angst und Besorgnis. Er meint, den Verstand zu verlieren, ist exaltiert, seine Gedanken verwirren sich, er kann nicht klar denken und sich nicht konzentrieren. Dann folgen geistige Abstumpfung mit Neigung zur Gewalttätigkeit, reichlicher Speichelfluß vor allem nachts bei Bettwärme, übelriechender, klebriger, gelblicher Schweiß." Die Zunge kann geschwollen und weiß belegt sein, sie zeigt an den Rändern die Eindrücke der Zähne. Das Zahnfleisch kann anschwellen und sich von den Zähnen ablösen. Auch die Lymphknoten können anschwellen. Da das Quecksilber eine starke Beziehung zum Darm, insbesondere dem Mastdarm, aufweist, können sich dort Geschwüre bilden. Die Störungen im Zentralnervensystem machen sich durch psychische Veränderungen bemerkbar: Verstimmung und erhöhte Reizbarkeit oder Schreckhaftigkeit. Manchmal werden Zuckungen oder Zittern beobachtet. An der Haut können sich Rötungen, Ekzeme, Bläschen und Pusteln bilden. Weitere häufige Symptome: Entzündungen, Eiterungen, Lymphschäden, Ohrenschmerzen, Willensschwäche.

Darüber hinaus sind Quecksilber, Silber und Kupfer die drei Metalle, die sich mit Aminosäuren verbinden. Das führt zu einer tiefgreifenden Veränderung der körpereigenen Eiweiße mit nachteiligen Folgen für den gesamten Stoffwechsel. Es wurde nachgewiesen, daß Quecksilber noch in einer Verdünnung von 1:20.000 als starkes Zellgift wirkt.

Aus all diesen Gründen ist eine homöopathische Behandlung von Menschen mit zahlreichen Amalgamfüllungen sehr schwierig. Das gilt auch für Kinder, auf die von der Mutter während der

Schwangerschaft eine solche Belastung übertragen wurde. Im Zweifelsfall sind der Ersatz von Amalgam durch biochemisch neutrale lichtgehärtete Keramik- oder Kunststoffüllungen und die homöopathische Ausleitung der Schadstoffe empfehlenswert.

Unbewußte Blockade

Menschen mit einer Blockade des Unterbewußtseins reagieren in jeder Hinsicht verkehrt (revers). Das beste Beispiel sind Kinder, die nach Beruhigungsmitteln erst recht aufgedreht werden und nach einem Aufputschmittel einschlafen. Ihr erstes Wort, das sie als Baby lernen, ist „nein". Bei den Lehrern sind sie unbeliebt, weil sie auf jede Anforderung zuerst mit Ablehnung reagieren: „Nein, das mache ich nicht!" In diesem Zustand ist jede biochemisch-homöopathische Behandlung nicht so wirkungsvoll, wenn man nicht zuvor die Revers-Blockade beseitigt. Wie man das macht, erkläre ich in einem späteren Abschnitt des Buches.

Exogene Ursachen

Ernährung

Eine gesunde, ausgewogene Ernährung entlastet und fördert den Stoffwechsel, eine ungesunde Ernährung mit zu viel Fett, Fleisch, Genußmitteln und Zucker belastet ihn. Trotzdem warne ich vor einer „Diät-Psychose", die mehr schadet als nützt. Da ist es sinnvoller, in der Familie vernünftige Eßgewohnheiten einzuführen und das Gesundheitsbewußtsein zu wecken: „Der Mensch ist, was er ißt."

Wir können die Küche mit einem komplizierten Labor vergleichen. Eine alte japanische Weisheit besagt: In der Küche kann die Frau ihren Mann töten oder heilen, ihre Kinder intelligent und lebenstüchtig und den Liebhaber leidenschaftlich machen. So weit wollen wir nicht gehen. Es genügt, einige Grundtechniken zu beherrschen.

Seit Jahrhunderten wird die Ernährung durch Natur, Kultur und ökonomische Bedingungen bestimmt. Früher entstanden die meisten nahrungsbedingten Krankheiten entweder durch Völlerei oder durch Mangel. Die Reichen aßen zu viel, die Armen hungerten. Trotzdem war die Ernährung insgesamt nicht nur in Europa, sondern auch im Orient naturnäher, denn es gab noch keine chemische Industrie, keinen Streß im heutigen Sinne und mehr Gespür für das, was gesund ist.

Mit der industriellen Massenherstellung vereinheitlichter Nahrungsmittel hat sich einiges geändert: Farbstoffe, Stabilisatoren, Zucker, Konservierungsmittel und andere Fremdstoffe werden zugesetzt. Heute geht der Trend in Richtung auf eine gesunde, möglichst natürliche Ernährung, die auch bei der Heilung von Krankheiten eine wichtige Rolle spielt. Aber es fehlt an einschlägigen Kenntnissen. Jahrzehntelang wurde die Wirkungsweise der verschiedensten Medikamente aufwendig untersucht, aber elementare Fragen der Ernährung kann noch niemand zuverlässig beantworten: Kann man ohne Fleisch gesund leben? Wie viel Eiweiß brauchen wir täglich, und in welcher Zusammensetzung? Wie viel Fett brauchen wir, und welches Fett? Wie viele Vitamine sind notwendig, und woher kommen sie?

Wir könnten Hunderte solcher Fragen stellen, und es gibt Hunderte von Büchern über Ernährung, von denen jedes den Anspruch erhebt, die allein seligmachende Diät zu präsentieren. Diese Vielfalt verwirrt mehr als sie informiert. Viele Hausfrauen wissen nicht mehr, was richtig und was falsch ist. Ich glaube an den Grundsatz: Je einfacher, desto besser! In der Bibel ist von Salz und Brot die Rede. Unsere Großeltern kannten noch keine Industrienahrung, sie mußten sich in die Küche stellen und jede Mahlzeit aus den gerade verfügbaren natürlichen Zutaten zubereiten. Das dauert zwar etwas länger, ist aber bestimmt gesünder, als sich überwiegend von Konserven und Fertiggerichten zu ernähren.

Durch Reihenversuche mit Insekten und kleinen Wirbeltieren wurde nachgewiesen, daß sich die Lebensdauer dieser Tiere durch ein ausgewogenes Futter verdoppeln läßt. Natürlich muß man einschränkend feststellen, daß der Stoffwechsel um so komplexer wird, je höher die Lebensform ist. Das gilt ganz besonders für den Menschen als „Krone der Schöpfung". Er verbraucht in den Industrieländern jährlich 600 kg Nahrung und 700 kg Luft, er hat in den letzten Jahren verschiedene Modetrends versucht und mal das Eiweiß, mal die Vitamine oder die Rohkost in den Vordergrund gestellt. In Wirklichkeit liegt das Geheimnis einer gesunden Ernährung ganz einfach in harmonischen Zusammenspiel von drei Faktoren: Nahrungsmenge, Bewegung an frischer Luft und seelisches Gleichgewicht. Wird einer dieser drei Faktoren vernachlässigt, kommt es zu Störungen.

Einige Faustregeln lassen sich zusätzlich aufstellen. Ein Übermaß an tierischem Eiweiß kann einen Mangel an Kalzium, Magnesium und Zink verursachen. Durch den vermehrten Verbrauch von Vitamin B kann es zu psychischen Störungen kommen. Beim Abbau von tierischem Eiweiß entsteht ferner ein Stoff namens Amyloid, der sich im Bindegewebe ablagern und zur Degeneration von Organen führen kann. Insbesondere bei Menschen in der zweiten Lebenshälfte fördert die Übersäuerung durch zu viel tierisches Eiweiß die Arthrose, Gicht oder Knochenschwund (Osteoporose). Andererseits ist gerade tierisches Eiweiß bei Kindern wichtig für den Aufbau des Bindegewebes.

Hinsichtlich der Vorzüge einer vegetarischen Ernährung sind die Fachleute geteilter Meinung. Fest steht jedoch, daß wir den Fleischkonsum einschränken sollten und sowohl in den ersten Lebensjahren als auch ab dem 45. Lebensjahr, wenn allmählich der Abbau überwiegt und Krankheiten häufiger werden, sehr gut ohne Fleisch auskommen können. Die Nahrung muß nur so zusammengestellt sein, daß der Körper genug hochwertiges Eiweiß zur Bildung der Aminosäuren bekommt. Es ist in den Grundnahrungsmitteln in unterschiedlicher Menge vorhanden. Einige Beispiele: Hülsenfrüchte 20–35 Prozent, Nüsse 15–30 Prozent, Getreide 10–15 Prozent, Fleisch 15–25 Prozent, Eier 11 Prozent, Käse 20 Prozent, Frischmilch 3,3 Prozent.

Aus diesem Überblick wird deutlich, weshalb das Kapitel „Ernährung“ einen so breiten Raum einnimmt: Sie steht mit großem Abstand an der Spitze aller exogenen, also von außen kommenden Ursachen von Stoffwechselstörungen. Deshalb möchte ich auf einige Punkte, die gerade für Eltern von hyperkinetischen Kindern wichtig sind, gesondert eingehen:

- *Fette:* In einer ausgewogenen Ernährung sollten Fette 30 Prozent des Energiebedarfs decken. In unserer Wohlstandsgesellschaft machen sie jedoch 40 oder mehr Prozent aus. Wir essen zu fett. Das führt unter anderem dazu, daß überschüssiges Fett mit dem Stuhl ausgeschieden wird und dabei die fettlöslichen Vitamine A, D, E und K mitnimmt. So kann es selbst bei einer Überversorgung mit diesen Vitaminen zu Mangelzuständen kommen. Tierische Fette sollten wir einschränken. Ideal für den menschlichen Körper sind pflanzliche Fette, die in Getreide, Hülsenfrüchten und verschiedenen Pflanzensamen vorkommen.
- *Zucker:* Süßigkeiten sind gerade bei hyperkinetischen Kindern ein Problem. Einerseits ist Zucker eine Energiequelle. Er wird über mehrere Stoffwechselschritte aus Stärke und den sogenannten Polysacchariden gewonnen, das sind komplexe Zukker, die unter anderem in Hülsenfrüchten, Obst, Gemüse und Getreide enthalten sind. Dieser Zucker gelangt nur sehr langsam ins Blut, während „einfacher“ Zucker sofort verfügbar ist und verarbeitet werden muß. Dafür ist das Insulin zuständig, ein Hormon der Bauchspeicheldrüse. Jeder „Zuckerstoß“ bedeutet für dieses vielseitige Organ Schwerarbeit und Streß. Er führt bei häufiger Wiederholung zu Funktionsstörungen, es

kann zu einer Fehlregulation kommen. Zucker reagiert aber auch mit Eiweißmolekülen. Die Folgen sind eine schlechtere Versorgung des Bindegewebes mit Sauerstoff, ein mangelhafter Abbau von Cholesterin und eine Unterversorgung der Augen mit wichtigen Aminosäuren. Das ist noch nicht alles. Es werden vermehrt Vitamine und Mineralstoffe verbraucht; der so entstehende Mangel kann zu Nerven- und Empfindungsstörungen führen. Die Leistung des Gehirns wird herabgesetzt. In der Folge kommt es zu Übererregung, Angstzuständen, Krämpfen, Verdauungsstörungen, Konzentrationsschwächen und einer Verstärkung des Hyperkinetischen Syndroms. Einfacher weißer Zucker, wie er in fast allen Süßigkeiten vorkommt, reizt die Geschmacksnerven, aber er hat keinen gesundheitlichen Nutzen und wirkt wie eine Droge: In kleinen Mengen nimmt er vorübergehend das Gefühl von Enge, Angst und Niedergeschlagenheit, aber bei erhöhter Dosis und längerem Genuß schlägt die Wirkung ins Gegenteil um.

- *Hülsenfrüchte:* Erbsen, Bohnen und Linsen waren in früheren Zeiten für die armen Leute ein Ersatz für Fleisch, das sich nur die Reichen leisten konnten. Heute wissen wir, daß dies eine sehr gesunde Alternative war, denn Hülsenfrüchte enthalten viel mehr Kalzium als beispielsweise Milch, außerdem die Vitamine B und E, und ihr Eiweiß, besonders reichlich vorhanden in der Sojabohne, ist weitaus bekömmlicher als tierisches Eiweiß. Einziger Nachteil: Sie können Blähungen verursachen, sollten deshalb nicht roh genossen werden und können bei einer Empfindlichkeit des Verdauungstrakts zu Beschwerden führen. Für die meisten Menschen sind sie bei richtiger Zubereitung sehr gesund.

- *Getreide:* Seit der Evolution vor über 10.000 Jahren, die den Menschen durch eine Klimaänderung vom Jäger und Sammler zum Bauern machte, ist das Getreide in allen Kulturen der Welt zum wichtigsten Grundnahrungsmittel geworden. Es handelt sich dabei um Gräser, deren Samen durch Auswahl und systematischen Anbau – in unserer Generation auch durch genetische Tricks – immer größer und ergiebiger wurden. Je nach Klimaregion setzten sich einige Hauptsorten durch: Reis, Weizen, Roggen, Gerste, Hafer und Hirse. Sie alle enthalten vor allem Stärke, pflanzliches Eiweiß, Vitamine, Mineral- und Ballaststoffe sowie weitere biologisch aktive Substanzen. Schon deshalb müssen wir dafür sorgen, daß unser „tägliches Brot" sich nicht durch Überreste von Pestiziden, Kunstdünger und anderen schädlichen Zusätzen von einer tragenden Säule unserer Gesundheit in eine Gefahr verwandelt. Eine Antwort für Eltern empfindlicher Kinder bietet der biologische Anbau an. Allerdings sollten Sie kritisch prüfen, ob die teurer angebotenen Produkte von „Bioläden" tatsächlich den Mehrpreis wert sind.
- *Milch:* Kuhmilch ist ins Gerede gekommen. Sie enthält 3,3 Prozent Eiweiß, Fette, Mineralstoffe, Saccharide (Zucker), Kalzium sowie die Vitamine A und B. Andererseits sagen Ernährungsexperten, Milch sei eine Spezialerfindung der Natur zur Aufzucht von Jungen und danach möglicherweise sogar bedenklich. Sie besteht zu zwei Dritteln aus Kasein, das die Cholesterinbildung unterstützt. Milchfett fördert die Sklerotisierung der Gefäße durch Ablagerungen. Milcheiweiß im Blut kann Allergien hervorrufen und wird gerade von vielen hyperkinetischen Kindern nicht vertragen. Es kann in Neben-

höhlen, Lunge und Bronchien zu vermehrter Schleimbildung und -absonderung kommen. Wegen des Kalziumgehalts brauchen wir keine Milch zu trinken, das bekommen wir viel besser aus Kraut, Bohnen, Soja, Sardinen, Mohn, Nüssen oder Mandeln, ebenso das Eiweiß. Ist Milch ungesund? Nein. Junge Säugetiere – auch der Mensch – besitzen ein Ferment, das Milch „säuert" und damit verdaulicher macht. Deshalb sind für ältere Kinder und Erwachsene angesäuerte Milchprodukte wie Joghurt, Kefir, Sauermilch, Quark oder Käse besser zu verwerten als frische Milch.

- *Enzyme:* Ohne diese geheimnisvollen Stoffe, die man Enzyme oder Fermente nennt und die allgegenwärtig sind, sich aber wie ein Katalysator nicht verändern, ist praktisch kein Stoffwechselvorgang denkbar. Wir nehmen sie mit Obst, Rohkost und keimenden Samen auf, sie werden aber auch vom Stoffwechsel im Körper aus den Aminosäuren selbst gebildet. Jedes Enzym, das wir mit der Nahrung zu uns nehmen, schont den Organismus. Diese empfindlichen Gebilde gehen schon bei einer Wärme von 50 Grad unter, sie sind deshalb im „warmen Essen" nicht mehr enthalten. Ein Mangel an Enzymen macht sich durch dauernde Müdigkeit und vermehrten Abbau bemerkbar. Sie können ihn durch Vollkornprodukte ausgleichen, die vorgekeimt werden.
- *Vitamine:* Über Vitamine wird sehr viel gesprochen und geschrieben. Die Wahrheit ist ganz einfach. Bei der industriellen Verarbeitung von Lebensmitteln mit Wärme, Licht, Sauerstoff und Chemikalien gehen die Vitamine ebenso verloren wie bei Obst und Gemüse mit weiten Transportwegen und langer Lagerzeit. Wer sich überwiegend von solchen Produk-

ten ernährt, leidet an einem chronischen Vitaminmangel und muß mit einer schnelleren Degeneration des Organismus rechnen. Wenn Sie genügend Getreideprodukte und Hülsenfrüchte essen, wenig Fleisch, dafür viel frisches oder gesäuertes Obst und Gemüse, ist Ihr Vitaminbedarf gedeckt, und Sie brauchen keine Vitamintabletten.

- *Mineralstoffe:* In einer ausgewogenen Nahrung sind etwa 30 verschiedene lebenswichtige Elemente enthalten, von denen jedes eine spezifische Aufgabe erfüllt. Es sind die Mineralstoffe und Spurenelemente. Die heutige Durchschnittsnahrung weist einen Mangel an diesen anorganischen Stoffen auf. Die Folgen sind ein Nachlassen der körperlichen und seelischen Abwehrkräfte und Fehlregulationen im Stoffwechsel. Zwei Beispiele: Bei einem Mangel an Zink und Selen wird der Körper nicht ausreichend entgiftet, bei einem Mangel an Mangan, Magnesium, Eisen und Kupfer ist die Funktion der Enzyme beeinträchtigt. Abhilfe schafft eine vernünftige Vollwertkost, mit der wir uns später noch ausführlicher beschäftigen werden. Vollkornbrot enthält beispielsweise fünfmal mehr Magnesium, dreimal mehr Phosphor und Zink und zweimal mehr Kupfer als Weißbrot. Mineralstoffe sind in Hülsenfrüchten, Fleisch und Gemüse reichlich enthalten.
- *Gewürze:* Großmutter wußte noch, daß Gewürze keineswegs nur der Geschmacksverbesserung, sondern auch der Gesundheit dienen. Eine alte orientalische Weisheit besagt, daß jedes Nahrungsmittel unter bestimmten Bedingungen gesund und unter anderen tödlich sein kann. Nach der Ayurveda-Medizin enthält jedes Nahrungsmittel giftige Bestandteile, die man bei

der Zubereitung durch „Gegengifte" ausgleichen muß. Diese Gegengifte sind die Gewürze. Getreide verursacht Fettablagerungen im Bindegewebe; sie werden vermieden, wenn man Reis mit Nelken kocht, Weizen mit Ingwer und Roggen mit Kümmel. Rotes Fleisch wird durch Pfeffer und Paprika leichter verdaulich. Schwarzer Kaffee ist mit einer Prise Muskatnuß oder Cardamom bekömmlicher. Kartoffeln enthalten, vor allem in Schalen und Keimen, das giftige Alkaloid Solanin; durch Kochen mit Kümmel wird es unschädlich gemacht. Durch Kochen mit Majoran verursachen Hülsenfrüchte weniger Blähungen. Wenn man Quark oder Käse mit Zwiebeln und Paprika anrichtet, bildet er weniger Schleim. Zitrone am Fleisch verhindert die Ablagerung von Harnsäure im Körper. So spielt jedes Gewürz seine eigene wichtige Rolle bei der Verhinderung von Stoffwechselstörungen durch die Nahrung.

- *Getränke:* Der Mensch sollte täglich zwei bis drei Liter Flüssigkeit zu sich nehmen. Dabei sind Kräutertees und natriumarmes Mineralwasser sicher gesünder als Kaffee oder Kakao.

Der Medizin ist es bei allen Fortschritten nicht gelungen, alle gesundheitlichen Probleme der Menschen zu lösen. In den letzten Jahren ist ein Umschwung unverkennbar. Immer mehr Patienten suchen Hilfe bei natürlichen Heilmethoden, zu denen auch die gesunde Ernährung gehört. Schon Hippokrates, dessen Eid noch heute jeder angehende Arzt schwört, sagte: „Die Nahrung sei eure Medizin." Je einfacher und zweckmäßiger sie ist, desto weniger Stoffwechselstörungen ruft sie hervor. Viele Zivilisationskrankheiten sind erst durch Ernährungsfehler in unserer Konsumgesellschaft entstanden. An Diäten ist auch die Psyche beteiligt. Der Patient suggeriert sich selbst, daß es ihm nach der Diät besser gehen werde. Das tritt auch dann ein, wenn die gewählte Diät vom biochemischen und medizinischen Standpunkt aus nicht gerade ideal war.

Wenn Sie all Ihr Wissen einbringen, können Sie über die Küche Ihre Familie gesünder machen. Dabei soll Ihnen dieses Buch helfen.

Umweltbelastungen

Niemand zweifelt mehr daran, daß die Umweltbelastungen in den letzten Jahren zunehmen. Ein menschlicher Organismus, der sich nicht im Gleichgewicht befindet, nimmt aus der Umwelt schneller Giftstoffe wie Blei, Aluminium oder Cadmium auf. Unter den Folgen von Kunstdünger, Spritzmitteln, Pestiziden und Herbiziden leiden inzwischen sogar schon die Insekten. Wenn heutzutage ein Bienenstich eine schwere Allergie auslöst, liegt das nicht allein am Bienengift, sondern auch an der Übertragung von Pestiziden oder sogar Borrelien. Offenbar sind wir trotz großer Anstrengungen und vieler Worte nicht in der Lage, unsere Umwelt wieder in Ordnung zu bringen. Noch weiß niemand, welche Folgen Atomversuche, Strahlenpannen oder brennende Ölfelder für die Menschheit haben. Darauf hat der einzelne Bürger keinen Einfluß. Um so wichtiger ist es, in dem Bereich, der uns zugänglich ist, steuernd einzugreifen, etwa bei der Ernährung und der Einnahme von Medikamenten.

Medikamentenmißbrauch

Fast alle Medikamente haben unerwünschte Nebenwirkungen. Gerade bei längerer Dauereinnahme kann der Schaden durch solche Nebenwirkungen größer sein als der gesundheitliche Gewinn durch das Medikament. Deshalb sollten Sie überlegen, ob es nicht besser ist, gesundheitliche Störungen, wenn es möglich ist, homöopathisch zu behandeln. Die Homöopathie ist nebenwirkungsfrei und bei richtiger Wahl der Mittel dennoch wirksam. Selbst bei einem schlecht gewählten Mittel besteht keine Gefahr, es hilft nur nicht. Bei schweren oder gar lebensbedrohenden Krankheiten muß natürlich in jedem Fall der Arzt gerufen werden.

Während der Schwangerschaft ist bei Medikamenten und Vitaminen besondere Zurückhaltung geboten. Sie könnten den Stoffwechsel nicht nur der Mutter, sondern auch des werdenden Kindes nachhaltig beeinflussen. Empfehlenswerter sind viel Bewegung an frischer Luft, eine ausgewogene Ernährung und die homöopathische Zufuhr von Kalzium und Magnesium, eventuell auch Eisen, Kupfer, Folsäure oder Vitamin B_{12}, aber eben nur in kleinen Mengen. Weniger ist oft mehr. Auch das Kleinkind sollte vom Arzt lieber homöopathisch behandelt werden.

Fieber ist eine Selbstheilungsmaßnahme des Körpers, der auf diese Weise versucht, Krankheitserreger oder Gifte zu bekämpfen. Deshalb sollten Sie gemeinsam mit dem Arzt überlegen, ob gegen das Fieber etwas unternommen werden muß oder nicht. Wenn beim Ansteigen der Temperatur gleich Antibiotika eingesetzt werden, unterdrückt man die Krankheit, heilt sie aber nicht. Andererseits sollte Fieber nicht über 40 Grad ansteigen. Zur Behandlung von Fieber gibt es auch bewährte homöopathische Mittel. Sind bei erhöhter Temperatur die Muskeln erschlafft, geben Sie dem Kind eine halbe Stunde lang alle zehn Minuten eine Tablette Ferrum phosphoricum D4, danach zwei Stunden lang jede halbe Stunde eine Tablette Kalium phosphoricum D 4. Bei Ausfluß, weißem Zungenbelag, Rippenfellentzündung oder Impfschäden schließt man zur Entgiftung drei Stunden lang jede halbe Stunde eine Tablette Kalium chloratum D 4 an, bei gelblichem Auswurf mindestens fünf Tage lang dreimal täglich eine Tablette Kalium sulfuricum D 4. Kalium phosphoricum ist ein bewährtes homöopathisches Fiebermittel. Steigt das Fieber über 40 Grad an, geben Sie 20 Minuten lang – oder bis das Fieber gesunken ist – alle drei Minuten eine Tablette. Diese biochemischen Salze können auch zusätzlich zu anderen homöopathischen Fiebermitteln verabreicht werden. Bei hohem Fieber fragen Sie bitte unbedingt Ihren Arzt. Es hat sich die Gabe von 5 Globuli Cadmium sulfuricum D 200 bewährt.

Schlafplatz

Nicht jeder Schlafplatz ist für den Menschen gleich gut geeignet. An der einen Stelle wachen wir morgens ausgeruht und erholt auf, an einer anderen schlafen wir nur schwer ein, wachen nachts Mehrmals auf und sind am Morgen wie gerädert. Kinder im Vorschulalter reagieren besonders empfindlich auf geopathische Störungen. Sie verkriechen sich in eine Ecke ihres Bettchens, wälzen sich häufig herum, schreien und wandern, nach Möglichkeit ins Bett der Eltern. Tiere besitzen einen Instinkt für den geeignetsten Schlafplatz. Hunde legen sich niemals auf eine geopathisch belastete Stelle, während Katzen solche Plätze bevorzugen. Wenn Schlafstörungen auf einen ungünstigen Schlafplatz hindeuten, muß man ihn unbedingt an eine andere Stelle verlegen oder einen erfahrene Rutengänger um Rat fragen.

Streß

„Streß“ ist schon so sehr zu einem Modewort geworden, daß manche Leute auf die Frage nach ihrem Befinden antworten: „Danke, stressig wie immer, aber sonst gut.“ So witzig ist die Sache nicht, denn Streß macht sauer. Durch biochemische Messungen kann man genau verfolgen, wie es zu einer Übersäuerung im Körper kommt. Ein saurer pH-Wert verschlechtert die Bedingungen für die Aminosäuren, also auch die Enzyme, Antikörper und Neurotransmitter. So verursacht die streßbedingte Übersäuerung nicht nur Immunschwäche und andere Krankheiten, sondern über die Beeinträchtigung der Neurotransmitter auch Verhaltensstörungen wie ein Hyper- oder Hypoaktives Syndrom oder gar Depressionen und Psychosen. Deshalb sollten sowohl Erwachsene als auch Kinder lernen, Streß nach Möglichkeit zu vermeiden oder ihn zumindest zu beherrschen. Dann werden Ihre Leistungen am Arbeitsplatz und in der Schule wesentlich besser sein als unter Streß.

Familienverhältnisse

Das Verhältnis innerhalb der Familie ist von großer Bedeutung für die körperliche und seelische Gesundheit des Kindes. Wenn die ganze Familie unter einem gestörten Stoffwechsel leidet und hyperaktiv ist, bleibt auch dem Kind dieses Schicksal nicht erspart. Die Behandlung eines hyperaktiven Kindes gestaltet sich schwierig, wenn die Eltern nicht ausgeglichen sind und psychischen Druck ausüben. Dann ist häufig eine Familientherapie mit gleichzeitiger Behandlung beider Elternteile durch eine homöopathische Stoffwechselregulation notwendig. Im Schoß einer harmonischen, ausgeglichenen Familie lebt es sich in jeder Hinsicht leichter. Die Hauptlast einer „Familien-Harmonisierung" durch richtige Ernährung, geschickte Anwendung der Homöopathie und eventuell Duftölen liegt meistens bei der Frau und Mutter.

Die Hauptaufgaben unserer Organe

Wir haben nun die wichtigsten inneren und äußeren Ursachen für Stoffwechselstörungen kennengelernt. Aus dieser kurzen Zusammenfassung geht hervor, daß man körperliche und seelische Belastungen nicht voneinander trennen kann. Wenn man sich körperlich nicht wohl fühlt, leidet automatisch auch die Psyche, und wenn Sie Kummer oder Sorgen haben, stellen sich über kurz oder lang auch organische Beschwerden wie nervöse Herz- und Magenstörungen oder Sodbrennen durch Übersäuerung ein.

Biochemisch gesehen ist der Körper eine sehr komplexe Fabrik, deren einzelne Abteilungen fein aufeinander abgestimmt sind und die nur dann störungsfrei produzieren kann, wenn auf allen Ebenen Harmonie herrscht. Eine solche sehr wichtige Ebene ist der Stoffwechsel. Wenn er gestört ist, braucht man nur etwas Belastendes zu essen, um eine heftige Reaktion auszulösen. Dann sagen die Leute: „Er spinnt!“ Wenn Sie zum Beispiel Süßigkeiten essen, muß die Bauchspeicheldrüse Insulin zur Verfügung stellen, um den Zucker so aufzuspalten, daß ihn der Körper verwerten kann. Dadurch entsteht Streß, es wird Adrenalin ausgeschüttet. Wenn nun der Stoffwechsel nicht sehr stabil ist, kommt es zu einer psychischen Reaktion. Den Vorgang können Sie sich bildhaft so vorstellen: Wenn Sie die Tür eines massiven Kleiderschranks zuschlagen, passiert nichts, er bleibt ruhig stehen. Ist der Schrank jedoch klapprig, wird er das Türenschlagen nicht aushalten und auseinanderfallen.

Die Hauptorgane des Stoffwechsels, die sich gegenseitig beeinflussen können.

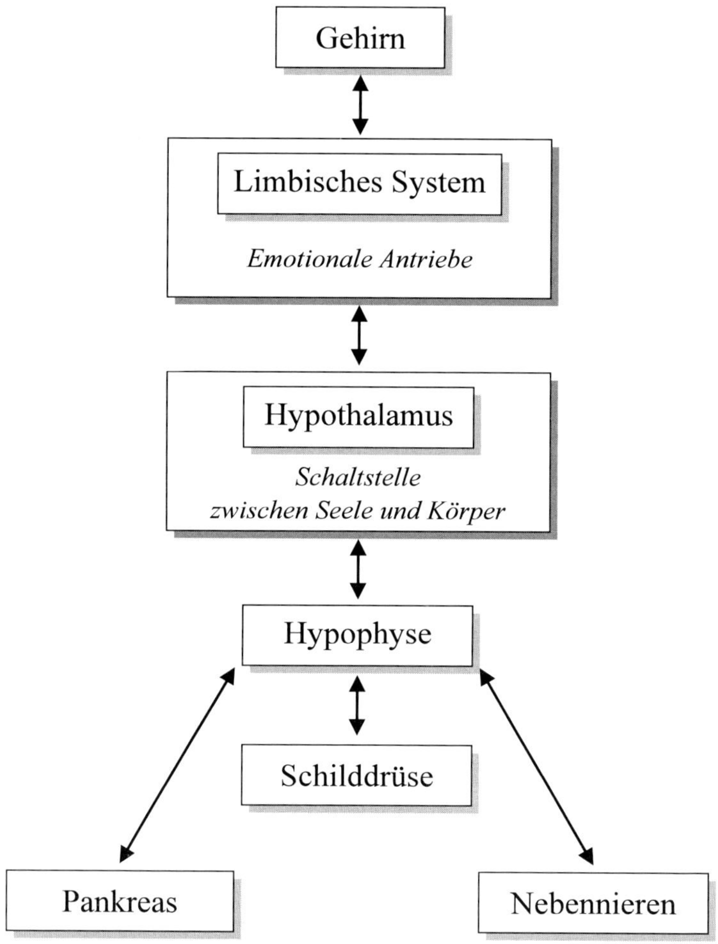

Um Ihr Verständnis für die Zusammenhänge weiter zu vertiefen, möchte ich Ihnen in diesem Abschnitt vereinfacht erklären, welche Aufgaben bestimmte Organe und Stoffe ausführen.

Das Gehirn

Wegen seiner starken Durchblutung und des hohen Sauerstoffbedarfs zählt das Gehirn zu den größten Energieverbrauchern unter den menschlichen Organen. Im Gehirn liegen die wichtigsten Steuerzentren für den inneren Antrieb, das Lustempfinden, für Lernen und Gedächtnisleistungen, aber auch viele andere Aufgaben. Jede Nervenzelle des Gehirns kann mit jeder anderen in Verbindung treten. Dazu benutzt sie Neurotransmitter, die wir gleich näher kennenlernen. Sie spielen auch bei den Symptomen hektischer Menschen wie Wutausbrüchen, Bewegungsdrang, motorischer Unruhe, Aggression und überschießenden Reaktionen eine bedeutende Rolle.

Die beiden Hirnhälften sind durch zahlreiche feine Nervenstränge miteinander verbunden (corpus calosum). Heute ist bekannt, daß die Hirnhälften (Hemisphären) unterschiedliche Aufgaben haben. So steuert die rechte Hirnhälfte die Funktionen der linken Körperseite, die linke Hirnhälfte die der rechten Körperseite. Die linke Hirnhälfte ist für das logische Denken zuständig, die rechte für Intuition. Im Idealfall arbeiten beide Hemisphären gleichrangig zusammen. Dann ist ein Mensch ausgeglichen. Dominiert eine der beiden Hirnhälften, kommt es zu einem Ungleichgewicht, einer „Lateralitätsstörung, in deren Folge weitere Störungen auftreten können.

Das limbische System

Das aus mehreren Teilen bestehende limbische System ist entwicklungsgeschichtlich ein sehr alter Abschnitt des Gehirns, der Informationen aus dem Körperinnern und von außen miteinander koordiniert, die Stimmungslage beeinflußt und Triebhandlungen steuert. Es ist damit auch für Sexualität, Emotionen, Ängste und den Charakter zuständig und steuert darüber hinaus die Intelligenz und Lernfähigkeit. Vereinfacht könnte man sagen: Das limbische System bestimmt unsere Psyche. Treten hier Störungen auf, wird ein Mensch seelisch labil.

Hypothalamus

Der Hypothalamus im Zwischenhirn ist die Schaltzentrale zwischen Psyche und Körper, er stellt zusammen mit dem Thalamus, dem übrigen limbischen System und anderen Gehirnzentren unsere geistige Ebene dar, die Persönlichkeit eines Menschen. Zugleich steht er mit allen anderen Organen in Verbindung. So schlägt der Hypothalamus die Brücke zwischen Körper, Geist und Seele. Das ist der Grund dafür, daß sich seelische Einflüsse auf das Wohlbefinden des Körpers auswirken und umgekehrt körperliche Beschwerden die Psyche belasten. Auf diese Weise sind Körper und Psyche untrennbar miteinander verbunden, man kann sie nicht getrennt betrachten und erst recht nicht getrennt behandeln. Deshalb kann eine psychische Störung nicht wirklich geheilt werden, wenn nicht gleichzeitig der Stoffwechsel reguliert wird. Das gilt in besonderer Weise für das Hyperkinetische Syndrom. Hier zeigt sich die Bedeutung einer ganzheitlichen Medizin, die den Patienten als Einheit von Körper und Seele betrachtet. Eine Überbeanspruchung des Hypothalamus, der auch für den Ausgleich des Wärmehaushalts verantwortlich ist, erkennen Sie selbst unter anderem daran, daß Sie kalte Hände und Füße bekommen.

Hypophyse (Hirnanhangsdrüse)

Diese Drüse empfängt über bestimmte Eiweißstoffe die Befehle des Hypothalamus und leitet sie auf demselben Wege an alle anderen Hormondrüsen im Körper weiter. So trägt sie die Hauptverantwortung zum Beispiel für den Stoffwechsel (Schilddrüse), die Verdauung (Bauchspeicheldrüse) und Streß (Nebennieren). Aus der hormonellen Steuerung der Nebennieren durch die Hypophyse wird erklärbar, warum bei den hyperaktiven Kindern auf zehn Jungen nur ein Mädchen kommt und bei den hypoaktiven Kindern das Verhältnis genau umgekehrt ist: Männliche Geschlechtshormone sind an den Symptomen der Hyperaktivität wie Bewegungsdrang, Aggression und Dickköpfigkeit ebenso beteiligt wie weibliche Geschlechtshormone an dem Erscheinungsbild der Hypoaktivität, bei der die Betroffenen gehemmt, in sich gekehrt, introvertiert, weinerlich erscheinen.

Warum sind dann trotzdem zehn Prozent der Mädchen hyperaktiv und zehn Prozent der Jungen hypoaktiv? Es könnte sein, daß einige Mädchen mehr männliche Sexualhormone haben und sich „benehmen wie ein Bub“, während manche Jungen, die rasch weinen und sich nichts zutrauen, zu viele weibliche Hormone mitbekommen haben.

Schilddrüse

Die Schilddrüse steuert das Tempo des Stoffwechsels. Bei einer Unterfunktion ist der Mensch dick, träge und kälteempfindlich bei einer Überfunktion ist er trotz reichlichen Essens dünn, zappelig, hitzig, er schwitzt leicht, hat häufig Herzklopfen und Angst. Diese Steuerung erfolgt mit Hilfe des Hormons Thyroxin, von dem die gesunde Schilddrüse täglich etwa 80 Mikrogramm produziert. Das kann sie nur, wenn sie ausreichend mit Jod versorgt wird.

In Gegenden mit jodarmen Böden kann es zu Mangelerkrankungen bis hin zum Kropf und Kretinismus kommen. Dann muß das Spurenelement in Form von jodiertem Speisesalz zugeführt werden. Aber auch bei einem zu sauren pH-Wert ist die Thyroxin-Produktion eingeschränkt. Sie können das selbst mit Hilfe eines Teststreifens am Speichel kontrollieren. Bei einem pH-Wert von weniger als 7 ist wahrscheinlich auch das Milieu für die Produktion von Thyroxin zu sauer.

Nebenniere

Bei Streß schüttet die Nebenniere das Hormon Adrenalin aus, bei Entzündungsprozessen das Hormon Cortison. Bei einem Mangel an körpereigenem Cortison kommt es zu häufigen Entzündungen im Körper, bei einem Überschuß zur sogenannten Cortisonkrankheit. Dann wird im Gewebe sehr viel Wasser gespeichert, und der ganze Körper wirkt aufgedunsen.

Bauchspeicheldrüse (Pankreas)

Seit dem Altertum betrachtete die chinesische Akupunkturlehre diese für den Stoffwechsel so wichtige Drüse als eines der Hauptorgane. Schon damals wußte man, daß sich eine Störung der Bauchspeicheldrüse durch Blähungen und trockene Haut bemerkbar macht. Diese ersten Anzeichen vieler Krankheiten werden leider oft nicht beachtet.

Der Saft der Bauchspeicheldrüse spaltet im Zwölffingerdarm die mit der Nahrung aufgenommenen Eiweiße in kleinste Bausteine, die Aminosäuren. Diese gelangen durch die Wand des Dünndarms über das Blut in die Leber, die daraus viele verschiedene körpereigene Enzyme aufbaut. Neben der Galle ist die Bauchspeicheldrüse aber auch am Fett- und Kohlenhydratstoffwechsel maßgebend beteiligt. Wenn ein Patient trotz einer kalorienreduzierten Diät nur langsam oder gar nicht abnimmt, ist daran oft eine Störung der Bauchspeicheldrüse schuld, auch eventuell die Schilddrüse.

Aminosäuren

Sie wissen jetzt, wie die Aminosäuren entstehen. Sie sind die kleinsten Spaltprodukte beim Abbau der Eiweiße aus der Nahrung und zugleich die Bausteine für körpereigene Eiweißstoffe mit vielen verschiedenen Aufgaben. Wenn man ein Haus aus brüchigen Ziegeln baut, kann es einstürzen. Sind die Aminosäuren nicht in Ordnung, kommt es im gesamten Organismus zu

Störungen: bei den Spaltstoffen (Enzymen), den Überträgerstoffen des Nervensystems (Neurotransmittern), den Steuerstoffen (Hormonen), den Gerüststoffen (Zellbausteinen) und den Abwehrstoffen des Immunsystems (Antikörper). Sie alle bestehen aus Aminosäuren und sind von diesen abhängig. Die Aminosäuren wiederum brauchen ein optimales Säure-Basen-Verhältnis. Deshalb ist die pH-Wert-Regulierung für alle Körperfunktionen nach meiner Vorstellung so wichtig.

Die Arbeit der Enzyme hängt nicht nur vom optimalen pH-Wert, sondern auch von zwei weiteren Faktoren ab: der Stickstoffbilanz, das heißt, dem Gleichgewicht aufgenommener und ausgeschiedener Stickstoffe, und dem ungestörten Austausch von Nähr- und Mineralstoffen von einer Zelle zur anderen.

Störungen im Aminosäurengleichgewicht haben vielfältige gesundheitliche Folgen. Im Verdauungstrakt stellen sich Verstopfung, Durchfall, Erbrechen, Blähungen oder Nabelkoliken ein, die sich eventuell später zu einer Darmentzündung (Colitis) oder Weizenunverträglichkeit (Zöliakie) entwickeln können. Weitere Folgen können Muskelschwund, rheumatische Knochenerkrankungen und Hautschäden wie Ekzeme, Neurodermitis oder Schuppenflechte (Psoriasis) sein.

Ein gestörtes Aminosäurengleichgewicht kann aber auch psychische Störungen und neurologische Symptome hervorrufen, zum Beispiel Epilepsie, Migräne, Zittern oder Tics.

Da an allen Stoffwechselvorgängen auch Hormone beteiligt sind, kann es bei all diesen Symptomen und auch beim Hyperaktiven Syndrom nach Umstellungen im Hormonhaushalt durch Pubertät oder Menopause zu einer Verbesserung oder Verschlimmerung kommen.

Neurotransmitter

Die Zellen im Gehirn und im ganzen Nervensystem benutzen zur Verständigung untereinander biochemische Überträgerstoffe, die aus Aminosäuren aufgebauten Neurotransmitter (Neuron = Nerv, Transmitter = Überträger). Sie fließen beim Austausch von Informationen in winzigen Mengen von einer Zelle zur anderen. Auch bei den Symptomen hektischer Menschen wie Wutausbrüchen, Bewegungsdrang, Unruhe und Aggression spielen die Neurotransmitter eine wichtige Rolle. Je nach ihrer Spezialaufgabe gibt es verschiedene Neurotransmitter. Die wichtigsten von ihnen sind:

- *Gammaaminobuttersäure:* Die Nerven sind nicht direkt miteinander verknüpft. Den winzigen Abstand der Nervenfasern, der durch Neurotransmitter überbrückt werden muß, nennt man „Synapsen“. Die Gammaaminobuttersäure sorgt dafür, daß dies nicht zu schnell geschieht. Sie wirkt im Gehirn wie die Bremse beim Auto. Hektische Fehlreaktionen im Gehirn, die bei hyperaktiven Menschen häufig vorkommen, können auf einen Mangel an diesem Neurotransmitter hindeuten.

  Aber auch wenn dieser Neurotransmitter in ausreichender Menge verfügbar ist, kann er versagen, wenn im Körper Chloridanionen fehlen, ohne die Gammaaminobuttersäure ihre Bremswirkung nicht ausüben kann. Daran kann ein anderes Spurenelement schuld sein: Fluor ist biochemisch aggressiver als Chlor und hat ein viel geringeres Atomgewicht. Es kann deshalb Chloridanionen aus dem Körper verdrängen. Deshalb sollten hyperaktive Kinder kein Fluor einnehmen und auch fluorhaltige Zahnpasten meiden.

- *Dopamin und Noradrenalin:* Diese beiden Botenstoffe sind für Lernprozesse wichtig und spielen eine Rolle bei Depressionen. Nach neuesten Forschungen wird vermutet, daß die Ausschüttung von Dopamin und Noradrenalin mit Hilfe von Amphetaminen funktioniert, um die Lernfähigkeit zu verbessern. Bei einer Überdosierung kann es zur Depression kommen. Ein Ausfall von Dopamin führt zu Zittern. Auch die Parkinsonsche Krankheit beruht auf Dopaminmangel. Diese Substanz wird überwiegend im Gehirn erzeugt und durch die Aminosäure Phenylalanin abgespaltet. Bei einem zu sauren pH-Wert bleibt diese Reaktion aus. Die Folge ist eine zittrige Schwäche des Patienten. Auch hieran sehen Sie, wie wichtig der optimale pH-Wert ist.
- *Serotonin:* Dieser Neurotransmitter ist zugleich ein Gewebshormon. Er regelt den Schlaf und die Darmbewegung. Serotoninmangel führt zu Schlaflosigkeit und Verstopfung.
- *Acetylcholin:* An der Verbindungsstelle (Synapse) zwischen Nerv und Muskel wirkt dieser Neurotransmitter erregend, im Gehirn kann er sowohl erregen als auch hemmen.

Mehr brauchen Sie über die Funktion der Neurotransmitter nicht zu wissen. In leichteren Fällen genügt schon eine Stoffwechselregulation zur Verbesserung der Neurotransmitterfunktion. Nur in schweren Fällen müssen auch die Neurotransmitter selbst vom Therapeuten gezielt reguliert werden.

Auswirkungen der Stoffwechselstörungen

Wir haben nun erfahren, wie Stoffwechselstörungen entstehen und welche Rolle die Organe im Rahmen unseres Stoffwechsels spielen. Nun wollen wir uns genauer ansehen, welche Auswirkungen solche Störungen haben.

Das Hyperaktive Syndrom

Als Therapeutin lerne ich hyperaktive Kinder nur in der Praxis kennen, aber ich kann mir sehr gut vorstellen, wie das Zusammenleben mit ihnen in der Familie aussehen muß. Probleme zeigen sich oft bereits im Babyalter. Meist merken die Mütter sehr früh, daß da etwas nicht stimmt. Die Kinder schreien und weinen sehr viel, schlafen in der Nacht schlecht durch und haben Berührungsängste. Sie leiden öfter als gesunde Kinder unter Bauchschmerzen, Nabelkoliken, Appetitlosigkeit, Erbrechen oder Durchfällen. Wenn sie größer werden, fällt ihre Ungeschicklichkeit bei Bewegungsabfolgen und Einzelbewegungen (Grob- und Feinmotorik) auf. Sie sind nicht auf beiden Körperseiten gleichmäßig geschickt

(Lateralitätsstörung), haben Schwierigkeiten beim Schreiben und Lesen (Legasthenie), weisen trotz hoher Intelligenz schlechte Leistungen auf und werden deshalb – ungerechtfertigt – häufig in Sonderschulen abgeschoben. Ihr Verhalten zeigt merkwürdige Auffälligkeiten. Sie können Tics haben, oder ihre Sprachentwicklung ist gestört beziehungsweise verlangsamt, viele stottern oder reden pausenlos. Bei vielen hyperkinetischen Kindern, die sehr spät das Sprechen lernen, ist dann „nein" ihr erstes Wort, das sie herausbringen. Dann sind sie revers.

Größere Kinder fallen auf andere Weise auf. Sie spielen gern mit der Gefahr, zündeln oder hantieren mit explosiven Stoffen. Sie unterscheiden nicht zwischen Mein und Dein und stehlen ohne Unrechtsbewußtsein. Sie haben ein gestörtes Verhältnis zu ihren eigenen Ausscheidungen, sind Bettnässer oder lassen ihr Wasser tagsüber an unmöglichen Stellen wie in den Schrank, auf das Spielzeug oder in den Mülleimer. Ihren Kot schmieren sie an die Wand oder benutzen ihn zusammen mit Unmengen von Klopapier, um die Toilette zu verstopfen. Kinder, die niemals stillsitzen können, die selbst mit einem Gipsbein noch auf Tischen und Stühlen tanzen, die skrupellos Tiere quälen, leiden selbst unter großen Ängsten: vor der Dunkelheit, vor fremder Umgebung oder vor dem Alleinsein. Sie zeichnen sich durch plötzliche extreme Wutanfälle aus, sind aggressiv und kommen auf die unmöglichsten zerstörerischen Einfälle. Ich habe erlebt, wie so ein Kind unvermittelt die Vorhänge abschnitt. Häufig erscheinen hyperkinetische Kinder bösartig, sie schlagen, kratzen und beißen ihre Spielkameraden. Da solche Kinder Gefahren nicht real einschätzen können, sind manche von ihnen Dauerpatienten in der Unfallambulanz.

Erziehungsmaßnahmen schlagen bei hyperkinetischen Kindern deshalb häufig fehl, weil sie Konsequenzen kaum abschätzen können: Wenn ich mit dem Rad gegen die Mauer fahre, tut es mir weh. Oder umgekehrt: Wenn ich etwas gut mache, werde ich gelobt und belohnt. Es greift weder das Lernen durch Abschreckung noch durch positive Verstärkung. Hinzu kommen Wahrnehmungsstörungen: Was diese Kinder hören und sehen, können sie nicht in die Tat umsetzen. Das führt in Verbindung mit Konzentrationsschwächen natürlich zu Lernschwierigkeiten. Die innere Unruhe, die ein hyperkinetisches Kind zu pausenloser Aktivität antreibt, kann in Zwangsneurosen (Waschzwang) bis Drogenmißbrauch ausarten. Eltern und Lehrern fällt der Umgang mit hyperkinetischen Kindern schwer. Sie sind zum Erziehungsproblem Nummer eins unserer Zeit geworden.

Was treibt diese Kinder zu einem so „unmöglichen" Verhalten?

Bei der Suche nach einer Antwort kommt man auch mit den modernsten medizinischen Geräten und Techniken nicht weiter, da die vorliegenden Störungen und ihre Ursachen offenbar nicht meßbar sind. Studiert man jedoch die biochemischen Grundlagen der ungewöhnlichen Verhaltensweisen gründlicher, wie wir es hier versuchen, kann man bald jedem Symptom eine Ursache zuordnen. Aber das ist noch nicht wissenschaftlich bewiesen. Dabei lernen wir, die Hyperaktivität als eine Störung des Stoffwechsels zu verstehen. Greift man regulierend in den Stoffwechsel ein, verschwinden die Ursachen und mit ihnen natürlich auch die Symptome.

Das Hyperaktive Syndrom ist nichts Neues. Schon 1847 beschrieb der Arzt Heinrich Hoffmann in seinem weltbekannten

Bilderbuch sehr anschaulich die Hauptsymptome Berührungsängste (Struwwelpeter), Unruhe (Zappelphilipp), Appetitlosigkeit (Suppenkaspar) und Wahrnehmungsstörungen (Paulinchen mit den Zündhölzern).

Im Laufe der Zeit hat das Hyperaktive Syndrom unterschiedliche Bezeichnungen bekommen: McD, POS, Phosphat-Kinder usw. Eine Zeitlang wurden die Betroffenen „Phosphatkinder" oder „Phosphatis" genannt, weil man die Ursache des Symptoms in den Phosphaten vermutete. Aus biochemischer Sicht stimmt das nicht ganz, da der Phosphatstoffwechsel eng mit dem Kalziumstoffwechsel verbunden ist und Kalzium im Stoffwechsel überhaupt eine Schlüsselrolle spielt. ATP (Adenotriphosphat) und ADP (Adenodiphosphat) spielen zwar eine Rolle im Energiehaushalt, sind aber für sich allein nicht die Ursachen einer Hyperaktivität.

Eine andere, ältere Bezeichnung für die Krankheit ist „McD" (Minimale cerebrale Dysfunktion). Die damit beschriebene Hirnfunktionsstörung wird auch von der Schulmedizin als stoffwechselabhängig angesehen. Allerdings wäre die Bezeichnung „cerebrale Hirn-Allergie" genauer, da sie die Bereitschaft des Körpers andeutet, in der Folge einer Stoffwechselstörung eine Allergie auszubilden. Sie kann sich sehr unterschiedlich äußern, zum Beispiel als Hautausschlag, Darmstörung oder eben auch als Verhaltensstörung. Hyperaktive Kinder könnte man als Allergiker einstufen, die keinen Hautausschlag bekommen, dafür ihre Allergie „nach innen verlagern".

Hypoaktivität

Hypoaktive Kinder weisen alle oben beschriebenen Symptome wie Wahrnehmungsstörungen, Lateralitätsstörungen und so weiter auf, nur wird ihre Unruhe nicht augenfällig ausgelebt, bei ihnen tritt kein Redefluß auf, sie sind eher in sich gekehrt und weinerlich und „schlucken alles herunter“. Ihre Situation ist noch gefährlicher als die der auffälligen hyperaktiven Kinder, weil die Störung sehr oft nicht erkannt wird und später in der Pubertät erneut zu Depressionen oder Psychosen führen könnte.

Depression und Psychose

Beide Krankheiten sind tiefgreifende Stoffwechselstörungen und ohne Hilfe des Therapeuten nicht zu behandeln. Wenn Sie einem Psychologen sagen, daß sein depressiver Patient keine Kuhmilch trinken soll, weil diese den Stoffwechsel belastet, wird er darauf hinweisen, daß es sich bei Depressionen und Psychosen um rein psychische Krankheiten handle. Nur langsam setzt hier ein Umdenken ein. Ganz vereinfacht gesagt: An der Entstehung von Depression und Psychose sind aus biochemischer Sicht wahrscheinlich die Neurotransmitter Dopamin und Noradrenalin und das limbische System beteiligt. Auch Bauchspeicheldrüse, Schilddrüse und Nebennieren können, wie wir gesehen haben, einen nicht unerheblichen Einfluß auf das Krankheitsgeschehen haben. Wenn wir diese Organe homöopathisch behandeln und entlasten, bessern sich automatisch Depression und Psychose, wie ich in meiner Praxis oft beobachten konnte. Das Weglassen von Kuhmilch kann schon eine Besserung der Psyche bewirken. Die Kuhmilch enthält Phytansäure und diese blockiert die β-Oxydation, die beim Fettstoffwechsel eine wichtige Rolle spielt. Wenn der Fettstoffwechsel nicht richtig funktioniert, werden die Umweltgifte besser aufgenommen, weil sie fettlöslich sind. Sie belasten dadurch den Stoffwechsel – und somit auch die Psyche über die Umweltgifte.

Drogen

Der Drogenmißbrauch ist in unserer Gesellschaft zu einem so gravierenden Problem geworden, daß wir nicht nur Therapieplätze brauchen, sondern uns ernsthafter als bisher Gedanken über die Ursachen machen müssen. Es ist zu einfach, die Schuld nur auf den Einfluß schlechter Freunde oder psychischer Belastungen zu schieben. „User“ sind zu einem sehr großen Teil hyperaktiv, das ist inzwischen durch Statistiken untermauert. Sie begleitet ein Leben lang eine quälende Unruhe, ein inneres Vibrieren, das sich Gesunde kaum vorstellen können. Wenn so ein Jugendlicher zum ersten Mal Drogen nimmt, erlebt er vielleicht zum allerersten Mal ein beglückendes Gefühl von Ruhe und Ausgeglichenheit. Dann ist es kein Wunder, daß er eine Wiederholung dieser Befreiung von einer Qual sucht. Das ist der Einstieg. Die Sache hat nur einen Haken: Der Körper gewöhnt sich an die Drogen, er bildet immer mehr Opiatrezeptoren, die durch immer höhere Dosen des Rauschgifts besetzt werden müssen, um dieselbe Wirkung zu erzielen. Der

Mensch ist süchtig geworden. Auf die strafrechtlichen Folgen und den sozialen Niedergang will ich hier nicht eingehen. Uns interessiert im Zusammenhang mit dem Hyperaktiven Problem die Biochemie der Drogensucht

Opiatrezeptoren sind Moleküle auf der Oberfläche von Zellen, die man sich als Schlüsselloch vorstellen kann, zu dem nur ein einziger Schlüssel paßt und den Zugang zur Zelle öffnet das Opiat. Diese Rezeptoren sind im Hirnstamm, um das Hohlraumsystem des Gehirns und im Bereich des limbischen Systems, das unsere Gefühlswelt steuert, besonders dicht angesiedelt. Vermutlich bewirken sie das Gefühl von Wohlbehagen und Lust und beseitigen Angst und Unlust. So wurde ein körpereigenes Opiat namens Dinorphin entdeckt, das zweihundertmal stärker ist als jedes Morphin aus der Apotheke. Vermutlich blockiert es bei schweren Verletzungen den Schmerz, der sonst unerträglich wäre. Eine längerfristige Einwirkung von Opiaten hemmt aber auch die Freisetzung von Neurotransmittern und blockiert ihren Zugang zu den Zellen. Sie können nicht mehr normal funktionieren.

Ich weiß, daß ich Ihnen hier trotz Vereinfachung sehr schwierige Zusammenhänge zumute. Folgen Sie mir bitte dennoch, weil dieses Kapitel für Ihr hyperkinetisches Kind sehr wichtig ist.

Im Normalfall brauchen wir keine Opiate zum Wohlbefinden, weil unser Organismus aus Aminosäuren Endorphine und Enkephaline produziert. Diese beiden Substanzen besitzen die Fähigkeit, wie ein passender Schlüssel freie Opiatrezeptoren zu besetzen und dasselbe angenehme, lustbetonte Gefühl zu erzeugen, wie es zunächst bei der Einnahme von Drogen entsteht – natürlich ohne die damit verbundenen Gefahren. Wenn jedoch die Tätigkeit der Aminosäuren im Körper gestört ist, bilden sich nicht genügend Endorphine und Enkephaline, es bleiben Opiatrezeptoren unbesetzt. So entstehen Ruhelosigkeit, Aggressivität und das Sehnen nach einem Ausgleich. Damit ist der Jugendliche suchtgefährdet geworden.

Wir haben gesehen, daß sich durch den Drogenmißbrauch die Opiatrezeptoren vermehren und niemals wieder zurückbilden. Hier liegt nicht nur das eigentliche Problem der heutigen, in vieler Hinsicht unzulänglichen Suchttherapie, sondern auch die Erklärung dafür, daß die Aussicht, dauerhaft „clean" zu werden, mit der Dauer der Abhängigkeit wegen der ständigen Vermehrung von Rezeptoren abnimmt. Das Rezept ist denkbar einfach: Ein Drogenabhängiger bleibt dann ohne Rückfall, wenn alle freien Opiatrezeptoren von körpereigenen Endorphinen und Enkephalinen besetzt werden. Das ist nur dann möglich, wenn der Stoffwechsel reguliert ist und genügend Aminosäuren zur Verfügung stehen. Wenn das gelingt, kommt es gar nicht erst zu einer Suchtgefahr.

Ich habe gezeigt, daß man Körper und Seele nicht voneinander trennen kann. Endorphine, die freie Opiatrezeptoren besetzen, Wohlbefinden sichern und Drogen überflüssig machen, werden auch freigesetzt, wenn ich Musik höre, mich freue, guter Laune bin und lache, Glück und positive sexuelle Erlebnisse erfahre. Deshalb sind Open-Air-Festivals so erfolgreich, deshalb lassen sich Jugendliche so gern mit Musik berieseln. Als Eltern von hyperaktiven Kindern verlange ich ja nicht von Ihnen, daß Sie die Musik mögen, die gerade „in" ist. Seien Sie tolerant. Vielleicht findet Ihr Sohn oder Ihre Tochter Ihre Vorliebe für Mozart oder Volksmusik „ätzend". Wichtig ist nur, daß die Ausschüttung von Endorphinen gefördert wird, damit alle freien Opiatrezeptoren besetzt werden können, die Suchtgefahr beseitigt wird und innere Ruhe einkehrt. Etwas müssen wir lernen: Das erreicht nicht die Psychotherapie allein, sondern bessert sich mit Hilfe der modernen Biochemie durch eine Stoffwechselregulation.

Nicht nur Opiate und verwandte Stoffe, sondern auch zentral dämpfende Substanzen führen bei regelmäßiger Einnahme zur körperlichen Abhängigkeit. Zu dieser großen Gruppe gehören Psychopharmaka, Schlaf-, Beruhigungs- und Schmerzmittel sowie Alkohol und Nikotin. Sie spielen bei den Eltern hyperkinetischer Kinder eine größere Rolle als in deren Behandlung. Es würde den Rahmen dieses Buches sprengen, wenn ich ausführlicher auf die Stoffwechselstörungen zum Beispiel bei Alkoholismus eingehen würde. Deshalb beschränke ich mich auf eine Feststellung, die Sie ernst nehmen sollten: Gerade hyperkinetische Kinder lernen durch das Beispiel ihrer Umgebung. Kinder abhängiger Eltern haben kaum eine Chance. Hier beginnt Ihre Verantwortung, wenn Sie Ihre Kinder lieben und ihnen wirklich helfen wollen. Eltern sollten keine „Heilige" sein, sondern Menschen zum Anfassen mit allen ihren Problemen und Schwächen. Sie können nicht immer eine „therapeutische Haltung" einnehmen, auch das verstehen die Kinder. Sie streiten manchmal, feiern Feste und beanspruchen ihren eigenen Bereich, zu dem auch das Recht gehört, mal über die Stränge zu schlagen. Wichtig ist das Grundvertrauen, das aus ehrlicher Zuwendung und der Gewißheit besteht, daß die Eltern bei allen Fehlern eben nicht abhängig, nicht süchtig und deshalb immer ansprechbar sind. Das ist gerade bei Problemkindern eine schwierige, aber um so lohnendere Aufgabe, wenn Sie die wirklichen Ursachen erkannt haben und sie anpacken können.

Organische Beschwerden

Der Mensch besteht aus Körper und Seele – Soma und Psyche – und beide sind voneinander nicht zu trennen. Das heißt, in moderne Sprache übersetzt, daß das Hyperkinetische Syndrom mit allen seinen – auch organischen – Auswirkungen eine „psychosomatische" Erkrankung ist. Besonders deutlich wird das bei Stoffwechselstörungen, mit denen sich dieses Buch hauptsächlich beschäftigt. Sie machen sich niemals nur im psychischen Bereich bemerkbar, sondern rufen immer auch typische körperliche (somatische) Beschwerden hervor. Die häufigsten davon fasse ich in diesem Abschnitt zusammen.

Verdauung

Eine gesunde Verdauung spielt für den Stoffwechsel eine große Rolle. Die aufgenommene Nahrung wird in mehreren Stufen durch Verdauungsenzyme so aufgespaltet, daß die Nährstoffe und Vitamine in jede einzelne Zelle gelangen können. Unverdauliche Ballaststoffe, Schlacken und Gifte werden über den Enddarm ausgeschieden. Eine alte Volksweisheit sagt: „Der Tod sitzt im Darm." Ärzte mit Erfahrung in der Naturheilkunde wissen, was ich weiter vorn schon erwähnt habe: Häufiger Schnupfen mit Nebenhöhlenentzündungen und Augenbeschwerden deutet auf eine Dysbiose im Dickdarm hin, Ohrenbeschwerden und Ohrgeräusche auf eine Dysbiose im Dünndarm.

➪ *Verstopfung*

Stuhlverstopfung kann unterschiedliche körperliche oder seelische Ursachen haben: Darmpilze, Fehlen wichtiger Darmbakterien, Austrocknung der Schleimhäute mit Verkrampfungen, Mangel an Magnesium und Kupfer, Serotoninmangel. Aber auch psychische Belastungen, über die jemand nicht sprechen kann und die er immer nur „hinunterschluckt“, können zur Verstopfung führen.

➪ *Durchfall*

Darmpilze verursachen häufiger Durchfall als Verstopfung. Auch bestimmte Bakterien oder Infektionen können Durchfall verursachen. Unverdaute Speisereste im Stuhl deuten auf eine Störung der Bauchspeicheldrüse hin. Durchfall vor Prüfungen und in Streßsituationen gehört zum Arzneimittelbild von Argentum nitricum und kann von einer Amalgambelastung herrühren, denn Amalgam enthält Silber (Argentum).

➪ *Blähungen*

Häufige Blähungen weisen entweder auf einc schlecht funktionierende Bauchspeicheldrüse oder eine Überbelastung des Darms durch Chlostridien, also schädliche Bakterien, hin.

➪ *Nabelkoliken*

Diese besondere Form krampfartiger Bauchschmerzen kommt überwiegend bei kleinen Kindern vor. Ursache ist entweder eine schlechte Verdauung auf Grund einer pH-Wert-Verschiebung oder ein Mangel an Magnesium und Kupfer.

➷ *Gastritis*

Eine Magenschleimhautentzündung (Gastritis) entsteht meist durch eine Übersäuerung des Magens, also auch eine pH-Wert-Verschiebung.

➷ *Magengeschwür*

Eine Magenschleimhautentzündung (Gastritis) kann die Magenwand so angreifen, daß sich Geschwüre bilden. Wenn ein Magengeschwür aufbricht und es zu einer Blutung kommt, so ist das eine gefährliche Situation, die sofort ärztlicher Hilfe bedarf. Auch Magengeschwüre sind eine Folge der pH-Wert-Verschiebung. Eine solche Übersäuerung kann auch durch Streß entstehen. Menschen unter Dauerstreß sind meistens übersäuert und dadurch besonders anfällig für Magengeschwüre.

➷ *Colitis*

Die Dickdarmentzündung (Colitis) ruft schmerzhafte Durchfälle mit Schleim- und Blutabsonderung hervor. Sie entsteht oft als Folge unterdrückter psychischer Spannungen oder auch der Unterdrückung eines Hautausschlags, einer Neurodermitis, auch durch Cortison, wie ich in der Praxis beobachtet habe.

➷ *Zöliakie*

Eine angeborene Weizenunverträglichkeit (Zöliakie) entsteht durch das Fehlen eines bestimmten Enzyms und ist unheilbar. Eine erworbene Zöliakie als Folge einer Nahrungsmittelallergie kann man dagegen mit einer Stoffwechselregulation behandeln. Bei dieser Krankheit können lebensbedrohende Krisen auftreten, wenden Sie sich deshalb in jedem Fall an Ihren Arzt oder Therapeuten.

Muskeln

Stoffwechselstörungen können die Ursache von Krankheiten sein, die zu einer Muskelschwäche führen, wie zum Beispiel die amyotrophe Lateralsklerose, eine fortschreitende Lähmung der Muskulatur, oder auch eine zu einem ungünstigen Zeitpunkt durchgeführte Impfung gegen Kinderlähmung. Trotz unterschiedlicher Krankheitsformen beruht die Muskelschwäche immer auf einer unzureichenden Ernährung von Muskeln auf Grund einer gestörten Nerventätigkeit.

Wenn beispielsweise der Neurotransmitter Acetylcholin keine harmonischen Impulse übermittelt, kommt es zu Muskelzuckungen oder Tics. Bei der Muskeltätigkeit spielt Kalzium eine wichtige Rolle.

Knochen

Bei drei häufigen Knochenerkrankungen spielt der Stoffwechsel eine große Rolle: Arthrose, Gicht und Osteoporose.

↳ *Arthrose*

Die Arthrose ist eine erblich bedingte Stoffwechselstörung, die auch auftreten kann, wenn der pH-Wert des Körpers über längere Zeit im sauren Bereich liegt. Dann bildet sich Homogetisinsäure, die dazu beiträgt, daß die „Gelenkschmiere" austrocknet, die Knochen aneinander reiben und sich infolgedessen abnützen. Das ist sehr schmerzhaft und führt zur Einschränkung der Bewegungsfähigkeit. Bereits eingetretene Schäden können nicht mehr rückgängig gemacht werden. Bei einer rechtzeitig durchgeführten Stoffwechselregulation kann man die Krankheit zum Stillstand bringen und die Bewegungsfähigkeit durch eine biochemische Behandlung sogar verbessern. Das entzündliche Stadium der Gelenkerkrankung (Arthritis) ist sehr schmerzhaft und führt oft zu einer Verformung der Gelenke.

↬ *Gicht*

Bei einer allgemeinen Übersäuerung im Organismus entsteht im Übermaß Harnsäure, die sich in Form von Kristallen in den Gelenken ablagert und bei jeder Bewegung stechende Schmerzen verursacht. Knochen und Knorpel sind dabei zunächst nicht verändert. Bei der Gicht kommt es darauf an, den verschobenen pH-Wert zu regulieren und die Ablagerungen durch eine biochemisch-homöopathische Behandlung aufzulösen. Besser ist die Vorbeugung. Bei einem funktionierenden Stoffwechsel kommt es nicht zu Gicht.

↬ *Osteoporose*

Abgesehen von der angeborenen „Glasknochenerkrankung" ist die Osteoporose überwiegend eine Krankheit der Frauen in der zweiten Lebenshälfte. Die Knochen schwinden, sie werden „porös" und können zusammenbrechen. Wenn das die Wirbelkörper betrifft, entsteht der typische „Witwenbuckel". Der Grund für diese Krankheit ist ein Kalziummangel, der aus drei Gründen auftreten kann: Entweder bekommt der Körper nicht genug Kalzium mit der Nahrung, oder es fehlen Magnesium, Laktat und Vitamin D zum Einbau des vorhandenen Kalziums in den Knochen, und so wird Kalzium den Knochen entzogen. Das geschieht dann, wenn durch einen Mangel an bestimmten Aminosäuren das Enzym zur Steuerung von Kalzium nicht funktionsfähig ist. Die Rolle der Geschlechtshormone und damit die Frage, warum überwiegend Frauen erkranken, ist noch nicht restlos geklärt. Sicher ist: Wenn Ihr Kalziumstoffwechsel in Ordnung ist, bekommen Sie keine Osteoporose. Bei Streß oder zuviel Sport baut der Körper Magnesim ab. Bei Magnesiummangel wird der Kalzium-Stoffwechsel gestört und Sie können auch Muskelkrämpfe bekommen.

Haut

Es ist nicht zu bezweifeln, daß Allergien in unserer schadstoffbelasteten Umwelt erschreckend zunehmen. Die Haut ist ja nicht nur „Verpackung“, sondern ein Spiegel aller Vorgänge im Organismus. Auch Allergien machen sich in erster Linie durch Hautveränderungen bemerkbar. Dann führt man umfangreiche Tests durch und versucht, die Allergie zu bekämpfen. Viel einfacher ist es, eine Stufe vorher anzusetzen und den Stoffwechsel so zu regulieren, daß er gar keine Neigung zu Allergien entwickelt. Wie man das macht, beschreibe ich in einem späteren Abschnitt. Wenn das gelingt, kommt es erst gar nicht zu allergischen Hautkrankheiten.

➭ *Neurodermitis*
Hautrötungen und unerträglicher Juckreiz führen bei den betroffenen Kindern dazu, daß sie sich wundkratzen und ihr Leiden durch Infekte verschlimmern. Der Ausgangspunkt ist eine Stoffwechselstörung, die sich schon beim Baby als Milchschorf bemerkbar machen kann. Hinzu kommt der Streß, der eine Übersäuerung verursacht und die Krankheit verschlimmert. Durch eine äußerliche Behandlung mit Cortison wird die Situation unterdrückt. Sinnvoll ist deshalb nur eine Behandlung der Ursache, nämlich der Stoffwechselstörung.

↳ *Psoriasis*

Die Anlage zur Schuppenflechte (Psoriasis) ist angeboren, die Krankheit selbst mit ihren runden, schuppigen Herden wird jedoch erst durch Übersäuerung ausgelöst. Deshalb sind die Symptome am ehesten durch eine pH-Wert-Regulierung zu beseitigen. Die Herde entstehen dadurch, daß der Haut Fumarsäure fehlt, ein Spaltprodukt des Stoffwechsels. Dann liegt eine Störung des sehr komplizierten Zitronensäurezyklus vor, die nur der erfahrene Therapeut behandeln kann.

↳ *Atopisches Ekzem*

Diese sehr häufige Hautstörung in Form von rötlichen Pusteln oder Pickeln hat ihre Ursache ebenfalls im Stoffwechsel und kann durch eine pH-Wert-Regulierung (Entsäuerung) meist schnell behoben werden.

Neurologische Symptome

Die Funktion der Nerven ist, wie wir gesehen haben, von den Neurotransmittern abhängig, und diese werden aus Aminosäuren gebildet. Deshalb sind auch viele neurologische Symptome auf Stoffwechselstörungen zurückzuführen.

↳ *Epilepsie*

Bei einem epileptischen Anfall kommt es zu Verkrampfungen, die entweder einseitig oder beidseitig auftreten können. Die Dauer ist unterschiedlich lang. Schwere Anfälle (Grand Mal) führen meist zu einer Ohnmacht. Nachher weiß der Patient nicht, was geschehen ist. Eine ererbte Veranlagung spielt eine Rolle, aber der epileptische Anfall wird durch drei Faktoren ausgelöst: eine schlechte Stoffwechsellage, Trauma oder nervliche Überbelastung. Wenn die rechte Hirnhälfte durch emotionale Aufregung überbelastet wird, kommt es zu einer Verkrampfung der linken Körperhälfte. Bei einer Überbelastung der linken, für logisches Denken zuständigen Hirnhälfte verkrampft die rechte Seite. Das kommt oft nach Schulstreß vor. Nach meiner Erfahrung findet man bei Epileptikern oft einen Mangel an Kupfer, Zink, Magnesium, Gammaaminobuttersäure, die eine hemmende Wirkung auf den Hirnstoffwechsel hat. Die Gammaaminobuttersäure braucht Chloranione, damit sie funktionsfähig ist.

↳ *Migräne*

Migräne hat viele verschiedene Ursachen. Entsprechend schwierig ist die Behandlung. Siehe dazu mein Buch „Migräne natürlich behandeln“ im Verlag Gräfe und Unzer, München.

↳ *Zittern*

Streß macht sauer, haben wir bereits erfahren. Bei einem zu sauren pH-Wert fällt der Neurotransmitter Dopamin aus. Das ist die vermutliche Ursache für Zittern, das meist nach Schock- oder Streßsituationen auftritt.

Das Bild der Familie

Der Therapeut ist erfolgreich, wenn er bei hyperaktiven Kindern die ganze Familie als Sozialgruppe mitbehandelt. Hyperaktivität führt in der Umgebung zu Streß, und der prägt die Verhaltensmuster von Vater und Mutter. Wenn sich der Therapeut mit der Familie beschäftigt, muß er feinfühlig herausfinden, ob das Kind nicht überfordert wird und gar nicht leisten kann, was die Eltern von ihm verlangen. Zweitens muß er die Grenze zwischen Hyperaktivität und schlichter Ungezogenheit herausfinden. Manche Kinder, die in die Sprechstunde gebracht werden, sind nämlich gar nicht hyperaktiv, sondern sie loten nur geschickt ihre Grenzen aus. Ich habe es erlebt, daß so ein Kind mit einem Rotstift unsere weiße Praxiseinrichtung beschmiert und die Mutter nicht nur wortlos zuschaut, sondern es auch noch lustig findet, wenn andere das Geschmiere beseitigen müssen. Solche Grenzfälle kommen vor, man muß sie erkennen und zur Erziehungsberatung schicken, die eher zuständig ist als ein Therapeut. Es bleiben genügend echte hyperaktive Kinder übrig. Für deren Eltern schreibe ich dieses Buch, denn sie müssen mitbehandelt werden. Aus meiner Erfahrung weiß ich, daß sich ein bestimmtes Elternbild in Familien mit hyperaktiven Kindern immer wiederholt. Die klassische Homöopathie kennt verschiedene „Konstitutionstypen“, mit denen wir uns eingehender befassen müssen.

Klassische Konstitution der Mutter

Diese Einteilung erfolgt nach dem homöopathischen Konstitutionsmittel, das man der Mutter in einer Hochpotenz verabreichen sollte, wenn man ihr hyperaktives Kind mit Erfolg behandeln will. Diese Frauen gehören überwiegend zu einigen bestimmten Konstitutionstypen, das heißt, bei ihnen wiederholen sich ganz bestimmte Eigenschaften, die der Therapeut im Rahmen der Familienbehandlung homöopathisch zu beeinflussen sucht. Da die Mutter meist die erste Bezugsperson des hyperkinetischen Kindes ist, beginne ich die Beschreibung mit ihr. Die Zusammenhänge werden auch für Laien, die sich noch nicht mit Homöopathie beschäftigt haben, klarer werden.

➷ *Der Pulsatilla-Typ*

Pulsatilla, die Küchenschelle, ist in der Homöopathie ein typisches Frauenmittel, das bei folgendem Konstitutionstyp hilfreich eingesetzt wird: Da ist eine weinerliche, liebende Mutter, die in der ständigen Angst lebt, bei der Erziehung ihres Kindes versagt zu haben. Solche Frauen haben meist helle Haare, blaue Augen und weiblich gerundete Körperformen. Bei ihnen wird eine Unterfunktion der Hypophyse vermutet, die zu Regelstörungen, Venenstauungen und kalten Füßen durch Erschlaffung der Gefäße führt, wobei Wärmezufuhr keine Besserung bringt, wohl aber Bewegung im Freien. Bei heißem Wetter sind Frauen dieses Typs ohne Energie, nervös und gereizt, nachts werfen sie wegen eines Hitzegefühls, das manchmal zu Kopfschmerzen führt, die Bettdecke weg, aber Hände und Füße bleiben kalt. Bei depressiver Stimmung hilft guter Zuspruch so rasch, daß die Patientin mit Tränen in den Augen schon wieder lächeln kann. Aber die nächste unangenehme Situation oder seelische Spannung läßt die Tränen wieder fließen. Die Pulsatilla-Mutter ist überempfindlich, nachgiebig, von sanftem Wesen und stark von der Sympathie ihrer Umgebung abhängig. Es fehlt ihr an Spannkraft und Nervenstärke.

↬ *Der Sepia-Typ*
Sie entwickelt sich durch die Lebensumstände oft aus dem Pulsatilla-Typ. Sepia gibt man Frauen, die durch ihre schlaffe Haltung ihre Abspannung erkennen lassen. Ihr Gesicht ist oft gelblich mit braunen Flecken, sie zeigt Gleichgültigkeit gegenüber Angehörigen und Pflichten und leidet an einer besonderen Form depressiver Verstimmung. Häufig kommt es zu einem Versagen der Eierstöcke mit relativem Oströgenmangel, der zu einem männlichen Erscheinungsbild führt. Es kommt zu venösen Stauungen im ganzen Organismus und Stauungen im Pfortadersystem mit einer Minderversorgung der weiblichen Geschlechtsorgane. Die Sepia-Frau weint viel, ist betrübt, sieht die Zukunft schwarz, erscheint gleichgültig gegenüber Mann und Kindern, hat auch an ihrer Lieblingsbeschäftigung keine Freude mehr und reagiert empfindlich auf jedes Geräusch. Ihre Haut zeigt Ausschläge und kleine wäßrige Pusteln. Eine solche Frau kann sehr lange schweigen, aber wird ein bestimmter Punkt überschritten, spuckt sie Gift und Galle, möchte am liebsten alles hinwerfen und davonrennen. Im Beruf ist sie erfolgreich, weil sie schnell und logisch denken kann. Manchmal fällt sie durch undiplomatische Direktheit

auf. Sie kann sich zum Beispiel nach einer Party mit den Worten verabschieden: „Es war sehr nett, aber der Salat war nicht ganz frisch, das Bier zu warm und die Gastgeberin recht unfreundlich". Zur Sepia können Sie auch durch bestimmte Lebenssituationen werden, z:B. wenn Sie im Beruf die Männerposition (Chefposition) übernehmen müssen oder die Partnerschaft ist so anstrengend, daß sie flüchten wollen oder müssen.

↳ *Der Platin-Typ*

Platin-Symptome habe ich in der Praxis bei Frauen beobachtet, die viele Jahre die Pille eingenommen haben: Druckgefühl im Unterleib, schwache Periode, nervöse Überreizung, trübe Laune und still-depressive Verstimmung, die jedoch durch ein hochmütiges, überhebliches, andere herabsetzendes Auftreten überspielt werden. Die Platin-Frau erscheint auf den ersten Blick hochnäsig und eingebildet, sie ist meist elegant und sorgfältig gekleidet, kann sehr unfreundlich, traurig und mürrisch sein und allein in einer Ecke sitzen, ohne ein Wort zu reden. Typisch sind Gemütsschwankungen. Heute ist sie ernsthaft und einsilbig, morgen kommt ihr alles albern und lächerlich vor. Sie weiß natürlich von vornherein, daß bei ihr und ihrem Kind keine Therapie anschlagen wird, beginnt sie aber trotzdem.

↳ *Der Lachesis-Typ*

Diese Frau redet gern und viel und läßt andere nicht zu Wort kommen, auch nicht das eigene Kind. Sie ist in jeder Hinsicht sehr eifersüchtig, weiß alles besser und antwortet, wenn das Kind gefragt wird. Die Lachesis-Frau verträgt keinen Druck am

Hals und keinen Rollkragen, sie hat häufig linksseitig Beschwerden mit einem Engegefühl in der Herzgegend, das zu ohnmachtartigen Schwächezuständen führen kann. Sie hat nicht nur eine schnelle Auffassung, sondern sie spricht auch auf eine homöopathische Behandlung rasch an.

↳ *Der Ignatia-Typ*
Ihr Hauptsymptom ist, daß sie sich rasch in etwas hineinsteigert: Ein hyperaktives Kind ist das Schlimmste, das mir passieren konnte, die Situation in meiner Familie ist überhaupt unerträglich! Sie ist sehr gewissenhaft, aber sensibel und von zarter Natur, hat einen Kloß im Hals, zeigt einen Hang zu Traurigkeit und stillem Kummer, über den sie ebenso schwer hinwegkommt wie über eine Kränkung. Beim geringsten Widerspruch kann sie aufbrausen und böse werden. Dann hört man von ihr tiefe, unwillkürlich ängstliche Seufzer.

↳ *Der Silicea-Typ*
Die Silicea-Frau hat oft kalte Hände und Füße, sie ist insgesamt „frostig“ und strahlt wenig weibliche Wärme aus. Ihr fehlt Selbstvertrauen, sie erträgt keinen Widerspruch und weint schnell. Morgens ist sie vergeßlich, schusselig, zerstreut. Ängstlichkeit schlägt rasch in Zorn um. Sie ist überempfindlich gegenüber Geräuschen und fürchtet Injektionen oder andere Nadelstiche. Ihr Haar ist dünn, die Nägel sind brüchig. Ein hyperaktives Kind bringt sie leicht aus dem Gleichgewicht, sie will alles perfekt machen und reagiert mit Selbstvorwürfen, wenn es nicht nach Wunsch klappt. Ständig unterdrückte Gefühle können linksseitig zu Zysten führen.

↳ *Der Tarantula-Typ*

Eine unruhige, geschäftige Frau, die ständig „wie von der Tarantel gestochen" hin und her rennt und verschiedene Dinge gleichzeitig anfängt. Manchmal leidet sie unter Schwindelanfällen mit Herzklopfen und Beklemmung. Typisch für sie sind Neuralgien und viele Leberflecken. Eigentlich ist die Tarantula-Frau eine nette, liebenswerte Person, aber sie macht durch ihre Unruhe alle nervös, vor allem das hyperaktive Kind. Einige Tarantula-Frauen lassen sich durch das Rauchen einer Zigarette beruhigen.

↳ *Der Moschus-Typ*

In einer kritischen Situation, die Entscheidungen verlangt, kann die Moschus-Frau rasch die Selbstbeherrschung verlieren, hysterisch schreien, innerlich zittern und sich so in ihre Erregung hineinsteigern, daß sie ohnmächtig wird. Sie hat eine schwache Blase und muß bei jeder Aufregung zur Toilette. Äußerlich ist diese Frau gepflegt adrett und immer tadellos gekleidet. Mit dem hyperaktiven Kind hat sie viel Geduld, aber dann reißt plötzlich ihr Geduldsfaden, und es folgt ein Schreianfall.

Ich habe hier einige Frauenmittel aufgezählt, aber die Symptome können durchaus auch auf Männer zutreffen. Da gibt es den Sepia-Mann, der gerne schwarze Kleidung trägt, der sich wenig um die Familie kümmert und ständig meckert, der Rückenschmerzen hat und sich über die Unordnung im Kühlschrank beschwert. Oder den Ignatia-Mann, der sich in etwas hineinsteigert und aus einer Mücke einen Elefanten macht.

Klassische Konstitution des Vaters

Neben der Mutter als erster Bezugsperson spielt der Vater bei der Familientherapie die wichtigste Rolle. Bestimmte Eigenschaften des Vaters können den Familienfrieden so nachhaltig stören, daß dem hyperkinetischen Kind ohne eine gleichzeitige konstitutionelle Behandlung des Vaters kaum zu helfen ist.

➾ *Der Aurum-Typ*
Aurum heißt Gold, Geld, Macht. Der Aurum-Mann übt oft unbewußt einen gewaltigen Druck auf die Familie aus. Er dirigiert und bestimmt alles, hat immer recht und duldet keinen Widerspruch. Wenn ihm etwas mißlingt, ist er betrübt, niedergeschlagen, „am Boden zerstört" und kann sogar weinen. Hoher Blutdruck und Herzbeschwerden sind typisch für den Aurum-Mann. Meist ist er kräftig gebaut und hat einen roten Kopf. Ein autoritärer Vater dieses Typs ist für die Kinder so problematisch, daß viele von ihnen in der Pubertät aus dem Elternhaus fliehen.

➾ *Der Lycopodium-Typ*
Äußerlich unterscheidet er sich vom Aurum-Typ: Meist ist er dünn, verträgt keine Zwiebeln und keinen Druck um die Taille und wird von Blähungen gequält. Aber auch er hat immer recht und die ganze Familie „voll im Griff", sitzt bei Tisch am Kopfende, wird zuerst bedient und gibt den Ton an.

➷ *Der Sulfur-Typ*

Er schwankt zwischen zwei Extremen: Entweder ist er sehr gepflegt oder ausgesprochen ungepflegt. Meist hat er gelocktes Haar und wünscht auch bei seiner Familie ein ordentliches, gepflegtes Aussehen, andererseits geht er gern seinen Hobbys nach und hat wenig Zeit für Frau und Kinder. Er trinkt viel und ißt wenig, kann aber Anfälle von Heißhunger bekommen, vor allem nach Süßigkeiten. Er kann Schweißausbrüche und nachts auch heiße Füße bekommen. Typisch sind Trödeln, Unentschlossenheit und Neigung zu philosophischen oder religiösen Schwärmereien.

➷ *Der Arsen-Typ*

Der Arsen-Typ ist ein Ordnungsfanatiker bis hin zur Pedanterie. Er ärgert sich über alles, was an seiner Kleidung oder im Haus nicht seinen Vorstellungen von Ordnung entspricht. Deshalb macht ihn ein hyperkinetisches Kind ratlos, weil es nicht in sein Weltbild paßt. Allgemein ist er vorsichtig, oft auch körperlich schwach, abgemagert, ruhelos und ängstlich. Er leidet unter unerklärlichen brennenden Leibschmerzen die sich in der zweiten Nachthälfte verschlimmern.

➷ *Der Calcium-Carbonicum-Typ*

Hier haben wir es mit einem rundlichen, gemütlichen, nicht sehr beweglichen Typ zu tun, den nichts sonderlich aufregt, nicht einmal sein hyperkinetisches Kind. Aber er unternimmt auch nichts, weil er allgemein an einem Mangel an Initiative und Spannkraft leidet, matt und bequem ist und bei körperlichen oder seelischen Anstrengungen rasch ermüdet. Dann wird er mutlos und lethargisch. Ein gestörter Kalzium-Stoffwechsel führt häufig zu Kalkmangel in den Knochen und einer Neigung zur Osteoporose. Beim Schlafen schwitzt dieser Typ vor allem am Hinterkopf – so stark, daß sein Kopfkissen durchnäßt ist. Er hat oft Sodbrennen und einen unangenehm sauren Geschmack im Mund.

✎ *Der Natrium-Muriaticum-Typ*

Übermäßiger Salzgenuß führt bei diesem Typ nicht zu vermehrter Wasserspeicherung, sondern zur Abmagerung infolge einer Stoffwechselbeschleunigung. Er verträgt Sommerhitze schlecht. Bei starkem Durstgefühl sind Mund und Verdauungstrakt trokken, es kann dadurch zu Verstopfungen kommen. Er weint bei traurigen Szenen im Fernsehen, zeigt allgemein einen Hang zu Traurigkeit, sucht aber als Masochist bewußt nach unangenehmen, quälenden Situationen und Gedanken, läßt sich dann durch nichts trösten und vergißt kein Leid, das ihm in seinem Leben jemals widerfahren ist. Seine Lage als Vater eines hyperkinetischen Kindes macht ihn verzweifelt bis hin zur völligen Hoffnungslosigkeit und Resignation.

✎ *Der Phosphor-Typ*

Er ist lebendig, beweglich, sehr gesellig, treibt viel Sport und ist seinen Kindern ein rührender Vater. Auf alles Neue regiert er interessiert, intelligent und geistig beweglich, er faßt schnell auf, ist aber ebenso schnell erschöpft und kann sich dann nicht mehr konzentrieren. Er hat eine Neigung zu Blutungen, insbesondere zu spontanem Nasenbluten. Der Phosphor-Mann leidet unter nicht definierbaren Ängsten, starker nervlicher Erregbarkeit, Schwäche des Nervensystems und Erschöpfung. Dann wird er sehr empfindlich gegenüber alle Sinneseindrücken über Auge, Ohr und Nase, aber auch geistigen Anstrengungen und Gemütsbewegungen.

↬ *Der Nux-Vomica-Typ*
Ein solcher Mann ist lebhaft, oft gereizt und ständig gehetzt. In der Regel raucht und trinkt er viel, hat einen empfindlichen Magen mit Sodbrennen, Gastritis, häufiger Verstopfung. Er ärgert sich über Kleinigkeiten, reagiert wehleidig auf Schmerzen, ist morgens unausgeschlafen, verkatert und müde, leidet unter Niesen und Schnupfen. Bei sitzender Lebensweise neigt er zu Hämorrhoiden. Auch durch ein hyperaktives Kind läßt er sich nicht in seiner Lebensweise stören.

Vorhin haben wir gesehen, daß auch bei Männern ein „weiblicher" Konstitutions-Typ auftreten kann. Umgekehrt ist es so, daß zum Beispiel auch eine Frau ein Calcium-Carbonicum-Typ sein kann, viel am Hinterkopf schwitzt und sich auffallend langsam bewegt; oder ein Natrium-Muriaticum-Typ, der bei Kleinigkeiten weint und nichts Böses vergessen kann.

Partnerwahl

Es ist erstaunlich, wie oft sich gegensätzliche Konstitutions-Typen als Partner finden. Ein beherrschender Aurum-Mann hat häufig eine nachgebende Pulsatilla-Frau. Der Natrium-Muriaticum-Mann versteht sich mit der Sepia-Frau; wenn man zähen

Tintenfisch (Sepia) lange genug in Salzwasser (Natrium muriaticum) kocht, wird er weich und mild. Eine weitere häufige Kombination ist Phosphor-Frau und Calcium-Carbonicum-Mann; Phosphor stimuliert den Kalzium-Stoffwechsel. Ähnlich ist es bei der homöopathischen Konstitutionslehre.

Findet sich ein „homöopathisches Traumpaar“, ist meistens auch die Ehe harmonisch und der Zugang zum hyperaktiven Kind nicht so mühsam wie bei Eltern, die vom Konstitutions-Typ her überhaupt nicht zusammenpassen. So könnten beispielsweise zwei Lycopodium-Partner auf Dauer nicht zusammenleben, weil jeder von ihnen recht haben will und unter diesem Konflikt die ganze Familie leiden würde.

Ein hyperaktives Kind ist ohnehin eine Belastung, an der schon viele Ehen zerbrochen sind. Für alles und jedes gibt es Schulen, nur nicht für die richtige Erziehung von Kindern. Diese Aufgabe ist wichtiger und schwieriger als das Fahren eines Autos. Dafür braucht jeder eine kostspielige Ausbildung mit Prüfung und Führerschein. Einen „Elternschein“ gibt es nicht, da ist jeder auf seine eigene, halb vergessene Erfahrung und Intuition angewiesen.

Wenn ein Kind hyperaktiv oder krank ist, spitzt sich die Situation zu, die Eltern sind überfordert, ihre eigene Beziehung leidet. Das überträgt sich wiederum auf das Kind. Familientherapien sind langwierig und nicht immer erfolgreich. Da es nicht so weitergehen kann, packt dann ein Elternteil die Sache an und greift entweder hart durch oder versucht es mit Nachgeben. Beides ist falsch. Aber noch schwerer ist es, den goldenen Mittelweg zu finden.

Zur Verdeutlichung ein Beispiel aus meiner Praxis. Ich habe einen hyperaktiven Jungen behandelt, der schon nach kurzer Zeit ein ganz normales, recht lebendiges aber ausgeglichenes Kind wurde. Das eigentliche Problem waren seine Eltern. Die Pulsatilla-Mutter gab unter Tränen ganz bescheiden und leise zu, daß doch alles sehr viel besser geworden sei. Der Aurum-Vater war überhaupt nicht zufrieden. Er sah seine überzogenen Erwartungen enttäuscht und überhäufte seinen Sohn sogar in meiner Praxis mit Vorwürfen: Er könne und wisse nichts, sei unmöglich und schlecht, leiste in der Schule nichts und tauge auch sonst nicht viel. Der Junge liebte seinen Vater und wollte ihm gefallen, aber er konnte ihm nichts recht machen. Der Vater wirkte nett, war aber in Wirklichkeit herrschsüchtig und rechthaberisch, setzte seine Familie unter Druck und gab nur auf gezielte Fragen widerwillig zu, einiges sei zu Hause und in der Schule doch besser geworden. Darauf folgte dann doch wieder ein Schwall ungerechtfertigter Vorwürfe. Die Situation war trostlos: Sohn geheilt und ein ganz normales, gesundes Kind, Vater dominierend mit unsinnigen Forderungen, Mutter nachgiebig und ohne eigene Meinung. In solchen Fällen muß die ganze Familie gezielt behandelt werden. Der kleine Patient hat es trotzdem geschafft.

Überdurchschnittlich viele hyperkinetische Kinder stammen aus Familien, in denen beide Eltern Drogen (Haschisch) genommen haben. In solchen Fällen ist eine Spezialbehandlung erforderlich. Das in den Organismus gelangte Marihuana muß homöopathisch ausgeleitet werden, weil die Kinder sonst selbst drogensüchtig werden können.

Die Rolle der Großeltern

Oma und Opa spielen im Leben eines Kindes eine ganz besondere Rolle. Im Gegensatz zu den gestreßten Eltern sind sie oft schon im Ruhestand, haben mehr Zeit und bessere Nerven, sind mitunter nachsichtiger als die Eltern und versuchen in guter Absicht, Strenge durch Liebe und Güte auszugleichen. Gerade bei hyperkinetischen Kindern führt das oft zu unbeabsichtigten Komplikationen. Die Mutter hat gelernt, wie schädlich Süßigkeiten sind und vermeidet sie. Das tut der lieben Oma leid, sie steckt dem „armen Enkelchen" heimlich Schokolade zu, kompensiert Kummer in der Schule aus Mitleid mit Bonbons und merkt nicht, daß sie damit Verhaltensstörungen hervorruft und dem Kind schadet. Der stolze Opa bessert das bewußt karg bemessene Taschengeld seines Enkelkindes auf, damit es schnell zum nächsten Laden laufen und sich das kaufen kann, was es zu Hause so entbehren muß: Kaugummi, Cola, Schokolade und so weiter. Bei manchen Großeltern kommt erschwerend der Anspruch der größeren Lebenserfahrung hinzu, vielleicht auch die Tatsache, daß in ihrer Kindheit das Hyperkinetische Syndrom aus Gründen, die wir besprochen haben, weitaus seltener war. Sie nehmen sich das Recht heraus, die vermeintlichen Fehler der jüngeren und daher unerfahreneren Eltern auszugleichen. Natürlich fehlt solchen Großeltern jede Schuldeinsicht. Sie würden den Vorhalt, daß sie dem hyperkinetischen Kind nur Schaden zufügen, empört zurückweisen. Auch das Gegenteil kommt vor: Geizige Großeltern, die keine dreißig Pfennig für ein Telefongespräch übrig haben.

Aber zum Glück ändert sich die Lage erstaunlich rapide. Die jung gebliebenen Omas und Opas, die mit ihren Enkeln Sport treiben, die über alle Fragen der Gesundheit ausgezeichnet informiert sind und die selbst hyperkinetische Enkel geschickt motivieren können, werden immer häufiger. Sie sind meine große Hoffnung. Vernünftige, ausgeglichene Großeltern sind für hyperkinetische Kinder die beste Medizin.

Hyperaktivität beim Autofahren

Bei manchen Autofahrern hat man den Eindruck, daß es sich um unbehandelte hyperaktive Kinder handelt. Sie haben Wahrnehmungsstörungen, können Gefahren nicht richtig abschätzen und rasen mit überhöhter Geschwindigkeit über Autobahnen und Landstraßen. Erst wenn sie dann im Krankenhaus liegen, haben sie viel Zeit, darüber nachzudenken, daß sie nicht nur sich selbst, sondern auch Unbeteiligte in Gefahr bringen. Das Verhalten am Lenkrad ist kennzeichnend für den Charakter eines Menschen. Manche sitzen entspannt da und nehmen auch einen Stau, an dem sie ja nichts ändern können, gelassen hin. Andere sind nervös, kauen an den Fingernägeln, hupen und blinken oder riskieren waghalsige Überholmanöver. Es gibt auch Autofahrer, die langsam reagieren und erst dann nach dem ersten Gang suchen, wenn die Ampel schon Grün zeigt. Sie sind lästig, aber weniger gefährlich als die hyperaktiven Typen, die höchstwahrscheinlich die meisten Unfälle verursachen.

Ist Zappeln ansteckend?

Nur zwei zappelige Kinder können eine ganze Schulklasse in Aufruhr versetzen. Diese „Massenkasperln" bringen durch ihr Verhalten alle anderen zum Lachen und lenken sie vom Lernen ab. Wenn aber die halbe Klasse hyperaktiv ist, findet kein geregelter Unterricht mehr statt, der überforderte Lehrer bemüht sich, trotzdem noch etwas an Lehrstoff zu vermitteln, er wird nervös und ungeduldig und verschlimmert damit noch die Situation.

Dasselbe gilt in der Familie. Ein zappeliges Kind, das dauernd ziellos hin und her rennt, bringt alle anderen so durcheinander, daß niemand mehr zur Ruhe kommt. Drohungen und Strenge, Lob und gute Worte nützen nichts. Dann kommt es vor, daß jeder in der Familie auf seine eigene Weise hektisch wird und „durchdreht". In diesem Sinne muß man die Frage bejahen: Zappeliges Verhalten wirkt ansteckend. Deshalb ist es für Eltern und Lehrer wichtig, einige Maßnahmen zu beherrschen, mit deren Hilfe sie ein hyperaktives Kind beruhigen können. Das hilft dem Kind und verbessert automatisch die Situation in der Familie oder in der Schulklasse. Hinweise dazu finden Sie in diesem Buch.

Behandlung der ganzen Familie

In schwierigen Fällen brauchen Sie den erfahrenen Arzt oder Therapeuten. Meistens können Sie nicht nur dem hyperaktiven Kind, sondern auch der ganzen Familie helfen, wenn Sie die in diesem Abschnitt beschriebene Selbstbehandlung in allen Punkten gewissenhaft befolgen. Manches davon ist wissenschaftlich nicht exakt bewiesen, hat sich aber in der Praxis bewährt. Der Lohn Ihrer Mühe werden Harmonie, Gesundheit und Zufriedenheit in der ganzen Familie sein. Der Einfluß der Familie auf ein sensibles Kind ist manchmal stärker als wir uns vorstellen können. Deswegen sind auch Familientherapien von immer größerer Bedeutung.

Beseitigung der Reversblockade

Ich sagte bereits, daß im reversen Zustand jegliche Therapie sinnlos ist. Die meisten Menschen wissen nicht, ob sie oder ihr Kind revers sind. Deshalb muß vor jeder homöopathischen Behandlung getestet werden, ob Sie auf bestimmte Mittel nicht „verkehrt“ reagieren. Viele hyperaktive Kinder werden nach den üblichen Beruhigungsmitteln erst richtig aufgedreht, ihr

Zustand verschlimmert sich. Dagegen beruhigen sie sich nach der Einnahme anderer Medikamente, die das Zentralnervensystem eigentlich zur Aktivität anregen sollen. Alles wirkt genau umgekehrt. Solche Menschen sind als typische „Unfaller" bekannt, sie ziehen förmlich alles an, was ihnen schadet, und lehnen – unbewußt natürlich – alles ab, was ihnen nützt oder guttut.

Sie können diese Blockade durch eine einfache Übung überwinden. Ballen Sie beide Hände fest zur Faust und drehen sie die Handrücken nach unten. Klopfen Sie nun die Fäuste mehrmals mit der Seite aneinander, an der sich der kleine Finger befindet.

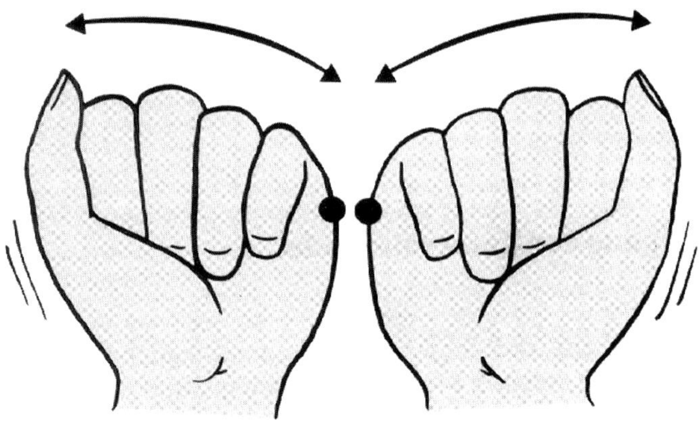

Handstellung zur Beseitigung einer Reversblockade

Damit stimulieren Sie die beiden Akupunkturpunkte, die man als „Dünndarm 3" bezeichnet. Sie sind nach den alten Regeln der chinesischen Medizin das „Tor zum Kopf'. Stellen Sie sich dabei bildhaft vor, daß Sie durch Ihr Anklopfen dieses Tor öffnen und die Blockade beseitigen.

Machen Sie diese Übung zusammen mit der Familie. Sprechen Sie dabei zusammen mit dem Kind kurze positive Sätze:

„Ich will ruhig werden."

„Ich will lieb bleiben."

„Ich werde der Beste sein." (Vor einer Schulaufgabe oder einem sportlichen Wettbewerb.) Beim autogenen Training nennt man das „formelhafte Vorsätze", die durch häufige Wiederholung ins Unbewußte einsickern und dort ihre Wirkung entfalten. Das Unbewußte nimmt keine Verneinung auf und löscht sie automatisch. Verwenden Sie deshalb keine Sätze wie: „Ich will nicht im Unterricht stören" oder „Ich werde keine Kopfschmerzen haben". Die Worte „nicht" beziehungsweise „keine" würden vom Unbewußten weggelassen, als Vorsatz bliebe stehen: „Ich will im Unterricht stören" oder „Ich will Kopfschmerzen haben". Die richtige Formulierung ist deshalb sehr wichtig.

Eine kleine Hürde ist dabei allerdings zu nehmen: Reverse Patienten lehnen gerade wegen ihrer Blockade alles ab, was ihnen guttut, sie wollen sich eigentlich gar nicht helfen lassen. Unbewußt genießen sie es, im Mittelpunkt zu stehen. Je stärker die Reversblockade bei einem hyperaktiven Kind ausgeprägt ist, um so entschiedener lehnt es die Klopfübung ab, dies gilt aber auch für den Vater oder die Großmutter, falls sie revers sind. Versuchen Sie es mit einem Spiel, auf das Ihr Kind vielleicht eingeht, weil es gern Lärm macht und damit die anderen ärgert: Lassen Sie das Kind mit den Fäusten auf den Tisch trommeln – auch so regen Sie die Akupunkturpunkte an. Sagen Sie dabei anfangs gar nichts, sprechen Sie erst nach einer Weile zusammen mit dem Kind die positiven formelhaften Vorsätze. Schlimmer ist es mit Erwachsenen, sie spielen und klopfen nicht. Falls auch das nicht klappt, besorgen Sie sich einen sogenannten „Revers-Stein" (Bezugsquellen im Anhang). Das ist ein weißer, getrommelter Quarz. Legen Sie zum Beispiel Ihrem Mann oder der Großmutter diesen Stein im Kopfbereich unter die Matratze und lassen Sie sie so lange darauf schlafen, bis sie nicht mehr revers reagieren. Als Kette hat der Bergkristall auch eine Schutzwirkung gegen negative Einflüsse aus der Umgebung. Die reversen Familienangehörigen können ein Kind unbewußt durch ihr Verhalten blockieren.

Schlafplatzregulierung

Dieses Thema habe ich bereits angeschnitten. Rufen wir uns ins Gedächtnis zurück: Ein ungünstiger Schlafplatz ist ein Störfeld. Darunter versteht die Naturheilkunde alle Einflüsse, die über Strahlung oder elektrisch geladene Teilchen das empfindliche energetische Gleichgewicht im Körper stören und zum Teil massive Beeinträchtigungen der Gesundheit zur Folge haben können. Je länger ein solches Störfeld (Bett oder Arbeitsplatz) auf den Organismus einwirkt, desto bedenklicher können die Folgen sein. Jeder weiß, daß nicht jeder Schlafplatz gleich günstig ist. An der einen Stelle wacht man nach ruhigem Schlaf erholt auf, an einer anderen Stelle steht man morgens nach vielen Schlafunterbrechungen wie gerädert auf. Wenn Ihr Kind nachts immer wieder sein Bett verläßt und bei Ihnen Zuflucht sucht, sollten Sie seinen Schlafplatz durch einen erfahrenen Rutengänger untersuchen lassen. Danach ist zur Bestätigung unbedingt eine Nachtestung durch den Therapeuten notwendig, die er entweder mit Elektroakupunktur am 4. Milzpunkt oder kinesiologisch vornimmt.

Eine unbehandelte Korkplatte kann vorübergehend Erleichterung bringen. In jedem Fall ist zu bedenken, daß die Einnahme homöopathischer Mittel den Organismus gegenüber schädlichen Strahlen am Schlafplatz noch sensibler macht. So ist zu erklären, daß die körperlichen Reaktionen nach Behandlungsbeginn noch heftiger werden und man oft erst dadurch auf ein Störfeld aufmerksam wird.

Elektrische Störfelder

Alle stromführenden Leitungen sind von elektromagnetischen Feldern unterschiedlicher Stärke umgeben. Sie beeinflussen durch ihre Anziehungskraft auf geladene Teilchen (Ionen) alle Abläufe im Körper, an denen elektrische Ladungen beteiligt sind. Das betrifft vor allem die Nerventätigkeit. Deshalb reagieren nervöse, überreizte Menschen besonders heftig auf elektrische Störfelder. Sie schlafen unruhig, schwitzen viel und weisen eine „zittrige Schwäche“ auf.

Die elektromagnetischen Felder sind auch dann vorhanden, wenn kein Strom abgenommen wird und durch die Drähte fließt. Sie können ihrem schädlichen Einfluß zumindest während des Schlafs entgehen, indem Sie vom Installateur am Zähler einen sogenannten „Netzfreischalter“ einbauen lassen. Er trennt automatisch alle Leitungen im Haus – natürlich außer Kühlschrank und Heizung – von der Hauptstromleitung, sobald alle Stromverbraucher ausgeschaltet sind. Natürlich funktioniert er nicht, wenn Sie auch nur einen elektrischen Wecker oder ein anderes Gerät vergessen. Einen vollständigen Schutz vor „Elektrosmog“ bildet auch der Netzfreischalter nicht. Lange Kabel zum Beispiel an Antennen oder Computern machen solche Geräte zu Empfängern für Radiowellen und andere Strahlungen, von denen heutzutage auch die einsamste Berghütte nicht mehr verschont bleibt. Dadurch entstehen sehr schwache elektrische Felder, auf die unser Körper aus bisher noch nicht restlos geklärten Gründen besonders empfindlich reagiert. Wenn Sie merken, daß Sie zu diesen Empfindlichen gehören, sollten Sie deshalb abends die Stecker aller entbehrlichen Geräte aus der Steckdose ziehen. Sie ersparen sich dadurch Alpträume, Nachtschweiß, geschwollene Augen und andere Unannehmlichkeiten und erholen sich besser. Vergessen Sie auch den Mikrowellenherd und die Kaffeemaschine nicht. In eine Wohnung mit einem hyperaktiven Kind gehören auch keine Neonröhren, erst recht keine „Handys“, die eine negative Strahlung auf Gesunde haben. Bei bestimmten Erkrankungen kann die Auswirkung sehr negativ sein.

Zahnsanierung

Ich habe bereits erklärt, warum Amalgamfüllungen besonders schädlich sind.

Lichtgehärtete weiße Kunststoffüllungen sind, wenn sie richtig eingesetzt werden, haltbarer als Amalgam und stoffwechselneutral. Beim Ersatz vorhandener Amalgamfüllungen muß unbedingt eine homöopathische Ausleitung durchgeführt werden, weil sich im Organismus noch Reste von Quecksilber und Silber befinden können. Manchmal ist eine solche Ausleitung auch bei einem hyperaktiven Kind sinnvoll, das selbst noch kein Amalgam im Mund hatte, dessen Mutter aber während der Schwangerschaft Amalgamfüllungen trug.

Die Ausleitung ist für Kinder und Erwachsene die Gleiche. Man beginnt an dem Tag, an dem das Amalgam entfernt wird, mit 5 Globuli Arnika D 30 vor jedem Zahnarztbesuch. Dann geben Sie nach der Zahnbehandlung 7 Tage lang täglich zweimal 5 Globuli Argentum nitricum D 12 und zusätzlich, ebenfalls 7 Tage lang, täglich dreimal 1 Tablette Mercurius bijodatus D 4. Außerdem sollten Sie 5 Tage lang täglich eine Ampulle Silber-Amalgam-Nosode D 6 von der Firma Stauffen-Pharma trinken (die Packung enthält 5 Ampullen). Wenn nicht alle Amalgamfüllungen bei einer Sitzung entfernt und ersetzt werden können, muß diese Behandlung nach jedem Zahnarztbesuch wiederholt werden, weil durch das Ausbohren der Plomben mit dem Speichel immer wieder Spuren der Metalle ins Blut gelangen.

Sobald alles Amalgam entfernt ist, machen Sie folgende Nachbehandlung: Jeweils fünf Wochen lang wöchentlich eine

Ampulle Silber-Amalgam-Nosode D 30, 5 Globuli Argentum nitricum D 30 und 5 Globuli Mercurius solubilis D 30. Zur Sicherheit kann der Therapeut abschließend noch eine gründliche Ausleitung mit je einer Gabe (das sind immer 5 Globuli) dieser drei Mittel in einer Hochpotenz von D 200 vornehmen – wenn es nötig sein sollte, nach der Konstitution eine Gabe von D 1000 und höher. Das gilt auch für Kinder, deren Mütter während der Schwangerschaft Amalgam hatten. Danach dürften die Zähne keine Belastung für den Stoffwechsel mehr darstellen.

Beachten Sie eine einfache Grundregel: Wenn Sie Ihr Gebiß im Spiegel betrachten, müssen alle Zähne weiß aussehen. Falls Kronen erforderlich sind, müssen sie aus Porzellan oder Keramik bestehen. Wenn für die Konstruktion des Zahnersatzes als Unterlage unbedingt Metall verwendet werden muß, ist eine Austestung notwendig, weil nicht jeder Mensch dasselbe Metall verträgt. Sie erfolgt mit Hilfe der Elektroakupunktur am Lymph- oder Zahnpunkt oder kinesiologisch. Fragen Sie dazu Ihren Arzt oder Therapeuten.

Narbenentstörung

Nach den Erkenntnissen der Akupunktur unterbrechen Narben den Energiefluß in den Meridianen. Der Arzt kann diese Blockaden durch Unterspritzen der Narben beseitigen. Dabei hat sich in meiner Praxis bei Erwachsenen mit Narben als lokales Betäubungsmittel am besten Formicain bewährt, das ist Procain mit

Ameisensäure (beide potenziert). Bei Kindern können aber auch die Eltern eine schmerzfreie Entstörung durch tägliches Einreiben mit der Salbe Calcium floratum DHU D 6 versuchen. Das machen Sie drei Monate lang und geben dem Kind in dieser Zeit zweimal täglich 5 Globuli Silicea D 10. Falls die Narbe dann nicht weicher geworden ist und immer noch stört, geben Sie dem Kind zwei Monate lang dreimal täglich 5 Globuli Hyaluronidase D 6 und setzen das Einreiben fort. Dann müßte das Störfeld beseitigt sein, und die Energie kann wieder ungehindert durch die Meridiane fließen.

Diätmaßnahmen

Ich sagte bereits, daß man eine Familie keinem „Diätstreß" aussetzen soll. Mein Vorschlag ist deshalb keine Diät im strengen Sinne, sondern nur eine Änderung der Eßgewohnheiten der ganzen Familie, die der Gesundheit nur zuträglich sein kann. Bei meiner Behandlung gelten fünf Verbote:

1. ***Kuhmilch*** ist vom ersten Verbot betroffen, nicht die daraus hergestellten Produkte Butter, Käse, Quark, Joghurt und so weiter. Als Ersatz kann man Soja-, Ziegen- oder Schafmilch wählen. Die Kuhmilch enthält nämlich das Enzym Betalactoglobulin, zu dessen Aufspaltung der Mensch kein „Gegenenzym" besitzt. Nur das Kalb kann Kuhmilch vollständig verdauen. In den Milchprodukten ist das Enzym schon zerstört. Viele Patienten sind entweder süchtig nach Kuh-

milch oder lehnen sie völlig ab. In diesem Fall kann man die Kuhmilch als Allergen bezeichnen. Nur im ersten Lebensjahr besitzen Kinder ein Labferment zur Aufspaltung der Milch. Danach durchläuft sie den Verdauungstrakt in geronnenem Zustand und kann nicht mehr vollständig verwertet werden. Bei Milchprodukten besteht dieses Problem nicht. Weichen Sie bitte nicht auf Dosenmilch aus, weil sie Konservierungsmittel enthält. Kuhmilch enthält Phytansäure und die blockiert die sogenannte β-Oxydation, die beim Fettstoffwechsel wichtig ist. Falls der Fettstoffwechsel nicht in Ordnung ist, nehmen Sie aus der Umwelt die ganzen Gifte auf, weil diese meist fettlöslich sind. Sahne ist erlaubt (enthält keine Phytansäure). Man kann sie mit Wasser verdünnen.

2. ***Zucker*** in jeglicher Form, auch als Schokolade oder Kakao, ist verboten, weil er das biogene Amin Tyramin enthält, das den Stoffwechsel belastet. Man sollte überhaupt auf alle handelsüblichen Süßigkeiten verzichten, da sie vor ihrer Verwertung für den Körper mit Enzymen der Bauchspeicheldrüse aufgespalten werden müssen. Gerade bei einem ohnehin gestörten Stoffwechsel ist es wichtig, die Bauchspeicheldrüse und die gesamte Verdauung weitgehend zu entlasten. Als Ersatz für weißen Zucker stehen Fruchtzucker, Milchzucker, Ahornsirup oder Honig zur Verfügung. Wenn Zucker in den Körper gelangt, muß die Bauchspeicheldrüse zu seiner Aufbereitung Insulin ausschütten. So löst jedes Bonbon einen „Mini-Streß" aus. Da der Körper andererseits Zucker zum Leben braucht und das Gehirn auf Glukose und Sauerstoff an-

gewiesen ist, müssen wir genügend Kohlenhydrate zu uns nehmen, aus denen als Endprodukt der Spaltung auch Zucker entsteht.

3. ***Konservierungsstoffe*** aller Art sind deshalb zu meiden, weil sie Natrium phosphoricum enthalten und im Körper einen Natriumüberschuß hervorrufen können. Außerdem enthalten diese Mittel viele Säuren, die den pH-Wert in die saure Richtung verschieben.

4. ***Daß künstliche Farbstoffe*** nicht gesund sein können, ist so allgemein bekannt, daß wir darüber nicht diskutieren müssen.

5. ***Schweinefleisch*** enthält Sutoxine, Stoffe, die sich im menschlichen Bindegewebe ablagern und den Stoffwechsel beeinträchtigen. Übermäßiger Fleischgenuß verschiebt das Säure-Basen-Gleichgewicht in Richtung sauer. Außerdem ist Fleisch heutzutage oft mit Schwermetallen und anderen Schadstoffen belastet. Bei Rheuma, Gicht und starker Übersäuerung ist deshalb fleischlose Kost zu empfehlen. Kinder können dreimal wöchentlich Fleisch essen, aber kein Schweinefleisch – ausgenommen ist das Fleisch von Schweinen, die nicht mit Antibiotika gespritzt oder mit anderen Medikamenten behandelt worden sind.

Regulierung des pH-Wertes

Wie wir bereits wissen, mißt man mit der 14-teiligen pH-Wert-Skala das Säure-Basen-Verhältnis, wobei 1 für „sehr sauer" und 14 für „sehr alkalisch" steht. Besonders wichtig für meine Diagnose ist der pH-Wert im Verdauungstrakt, weil er über die ordnungsgemäße Aufspaltung der Eiweiße zu Aminosäuren im Darm und über das Funktionieren aller Steuerstoffe des Stoffwechsels entscheidet. Zur Erinnerung noch einmal einige optimale pH-Werte:

Optimale pH-Werte	
Speichel	**7** (neutral)
Magen	**1,5–2**
Bauchspeicheldrüse	**8,3**
Darmausscheidung	**5,8** (in Industrieländern bis 6,5)
Urin	**5,0–6,5**
Haut	**5,5**

Der Wert der Haut gibt Hinweise auf den Wert im Blut, der konstant 7,4 betragen muß und höchstens zwischen 7,35 und 7,45 schwanken darf. Der Blutwert wird durch die bereits erwähnten „Puffersysteme" konstant gehalten.

Sie wissen, wie man den pH-Wert des Speichels morgens vor dem Zähneputzen mit einem Teststreifen mißt. Weicht er vom Normwert 7 ab, verschieben sich auch die pH-Werte im ganzen Verdauungstrakt und es kommt zu einer Störung. Wie das abläuft, können Sie sich leicht vorstellen. Der ph-neutrale Speichel gelangt in den Magen. Im Zwölffingerdarm vermischt sich der sehr saure Mageninhalt mit dem basischen Saft der Bauchspeicheldrüse. Durch das richtige Mischungsverhältnis kommt der für jeden Verdauungsschritt optimale pH-Wert zustande. Den können wir leider nur über den Speichel kontrollieren und regulieren, damit Aminosäuren und Enzyme ein ideales Milieu vorfinden. Wie wichtig das ist, wissen Sie bereits. Deshalb befassen wir uns mit der pH-Wert-Regulation ausführlicher.

Kinder und Erwachsene, die einen pH-Wert über 7 haben, müssen unbedingt einen Pilzbefall im Darm ausschließen. Schon eine kleine Abweichung vom optimalen pH-Wert kann große Auswirkungen haben, weil wir nach einer logarithmischen Skala rechnen. Das heißt: 6 ist nicht einfach um ein Vierzehntel alkalischer als 7, sondern um das Zehnfache, 5 bereits um das Hundertfache. Hinzu kommt, daß die Aminosäuren sehr sensibel reagieren. Zeigt der Teststreifen im Speichel einen Wert von 6,4 an, ist das schon eine erhebliche Verschiebung, und bei 5 ist die Störung so massiv, daß eine Neigung zur Allergie vorliegen kann. Solche Kinder vertragen keine fluorhaltige Zahnpaste.

Regulation bei einem pH-Wert unter 7

Zur Normalisierung eines zu sauren pH-Wertes bekommt das Kind ein homöopathisches Mittel mit Kalzium, ein Mittel mit Magnesium als Katalysator und Lactat zur besseren Aufnahme des Kalziums. Diese wird auch durch Vitamin D gefördert. Falls Ihr Kind nicht genügend Sonne und frische Luft bekommt, geben Sie ihm zusätzlich sechs Wochen lang einmal wöchentlich eine Kapsel Vitamin D, machen dann zwei Wochen Pause und beginnen wieder von vorn.

Das am besten geeignete Kalziummittel wählen Sie entsprechend dem Typ Ihres Kindes aus. Die folgenden Mittel können auch abwechselnd gegeben werden.

- *Calcium carbonicum D 2,* dreimal täglich eine Tablette, für langsame, träge Kinder, die leicht am Hinterkopf schwitzen, sich gerne hinter der Mutter verstecken und mit Drang nach Süßem.
- *Calcium phosphoricum D 4,* dreimal täglich eine Tablette für lebhafte, sehr bewegliche Kinder, die ungern allein sind. Manchmal haben sie Wachstumsschmerzen.
- *Calcium floratum D 6,* dreimal täglich 5 Globuli, für Kinder mit Lernschwierigkeiten und schlechten Zähnen. Dieses Mittel beugt auch gegen Karies vor. Nach vier Wochen Einnahme legen Sie vier Wochen Pause ein und beginnen von vorn. Die Kinder schauen älter aus als sie sind.
- *Calcium silicicum D 4,* dreimal täglich eine Tablette, für Kinder mit kalten Händen und Füßen, die zu häufigen Erkältungskrankheiten neigen, schlank sind und feine Haare haben.

Auch das richtige Magnesiummittel sollten Sie entsprechend dem Typ Ihres Kindes auswählen.

- *Magnesium chloratum D 4,* dreimal täglich 5 Globuli bei Kindern, die dauernd müde sind, schlecht schlafen und nicht zunehmen. Falls Sie bei der Auswahl unsicher sind, ist Magnesium chloratum in jedem Fall geeignet, weil es die Magensäure unterstützt.
- *Magnesium carbonicum D 6,* dreimal täglich eine Tablette, für Kinder mit Wachstumsstillstand, Haarausfall, Hautbeschwerden und manchmal auch nervöser Überempfindlichkeit und Gereiztheit. Bei Erwachsenen gluckert der Magen, bei Kindern sind auch Magengeräusche zu hören.
- *Magnesium fluoratum D 6,* dreimal täglich eine Tablette, bei Muskelschmerzen, Müdigkeit, nervöser Reizbarkeit, Mißstimmung, Mandelnentzündungen, chronische Lymphdrüsenschwellungen und für Kinder, die viel Sport treiben.
- *Magnesium phosphoricum D 4,* dreimal täglich eine Tablette, für Kinder mit häufigen Bauchschmerzen und Drang nach Schokolade. Bei Verstopfung und Blähungen ist es das beste Mittel.

Da wir wissen, daß das Calcium nur mit Magnesium und Lactat resorbiert wird, erwähnen wir hier auch:

- *Acidum lacticum D 15*, als Lactat einmal täglich 5 Globuli. Bei Verstopfung geben Sie dem Kind zusätzlich morgens 1–2 Eßlöffel Milchzucker in Joghurt. Das ist ebenfalls ein Lactat.

Damit Sie es sich leichter merken können, hier ein paar Karikaturen über diese Mittel.

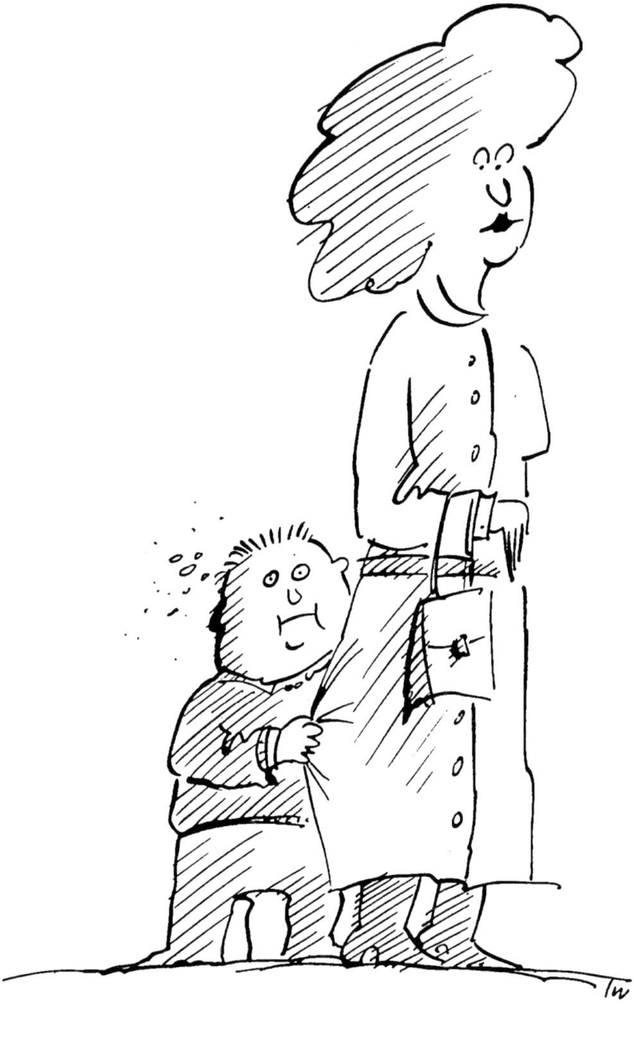

CALCIUM CARBONICUM

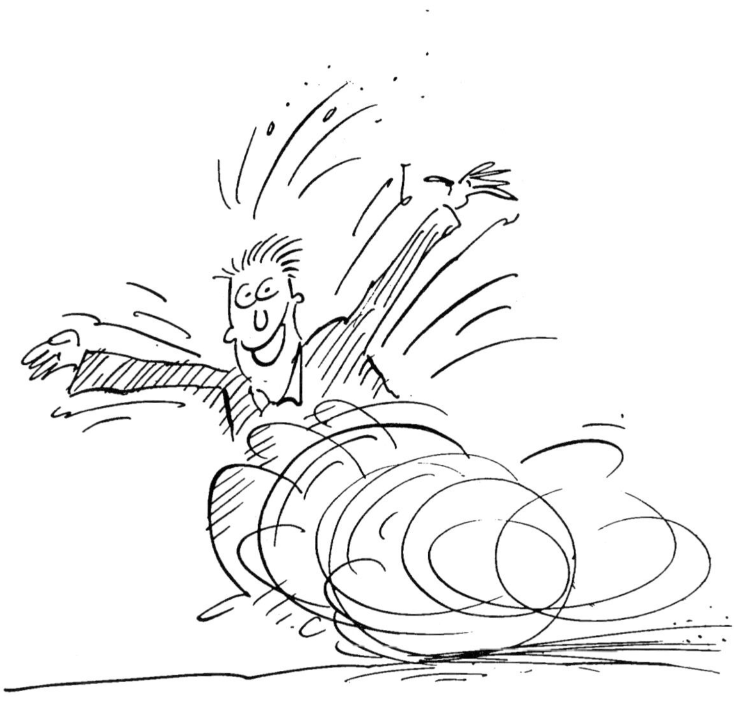

CALCIUM PHOSPHORICUM

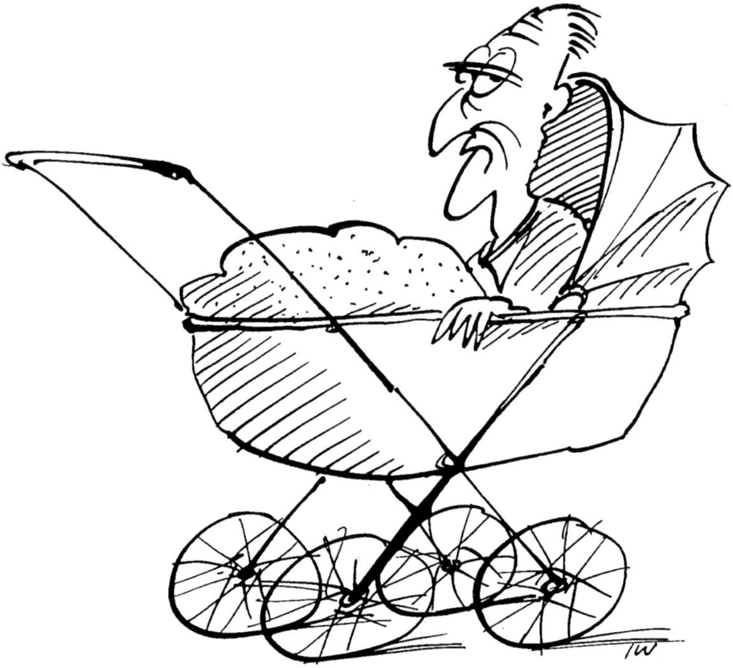

CALCIUM FLUORATUM

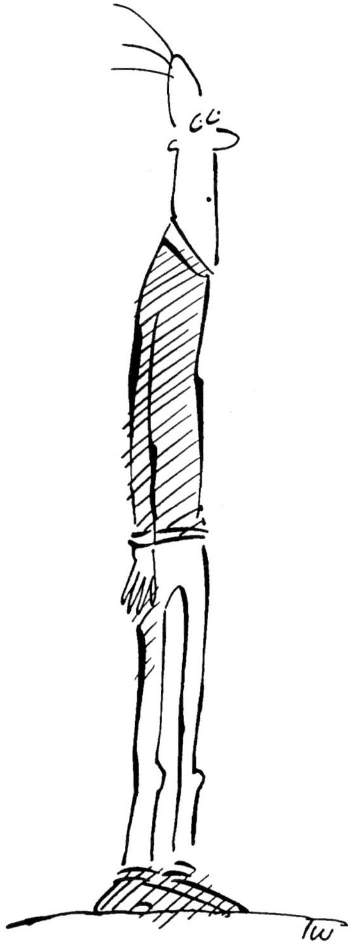

CALCIUM SILICICUM

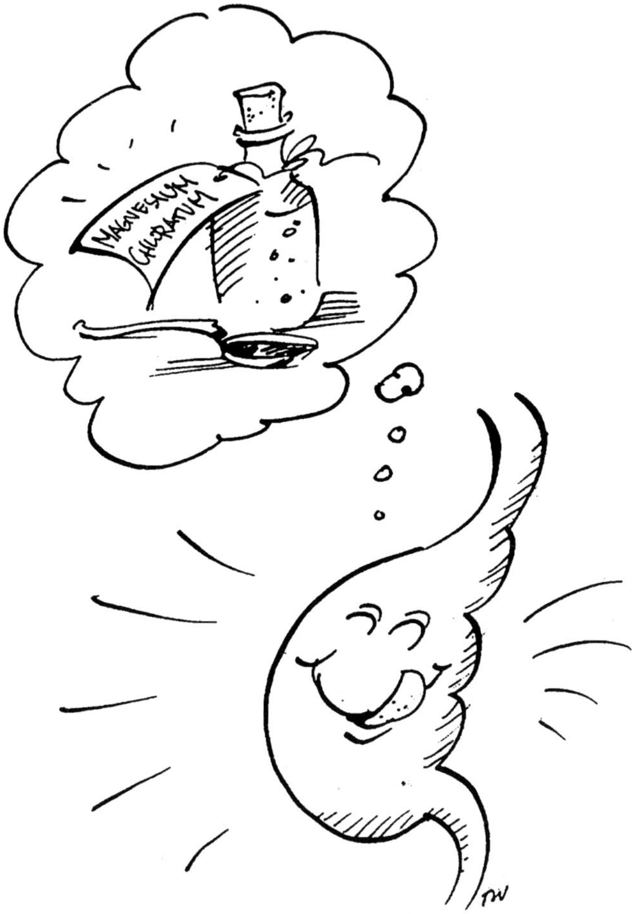

MAGNESIUM CHLORATUM

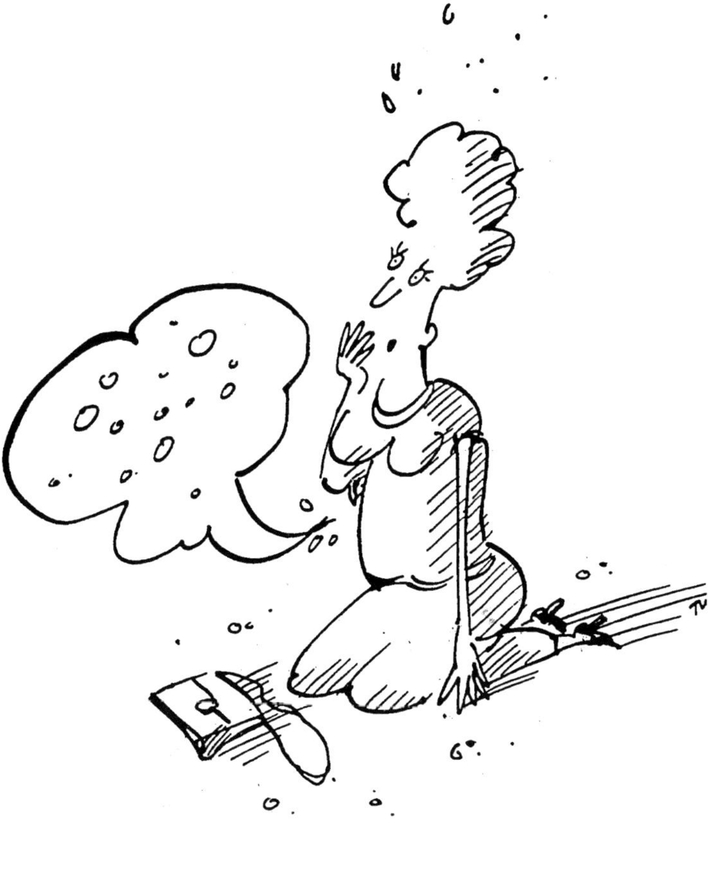

MAGNESIUM CARBONICUM

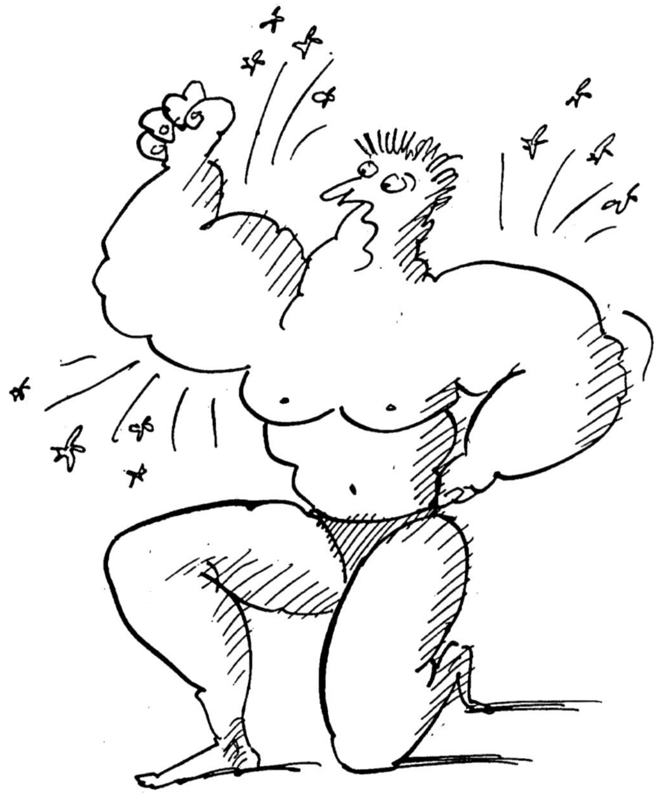

MAGNESIUM FLUORATUM

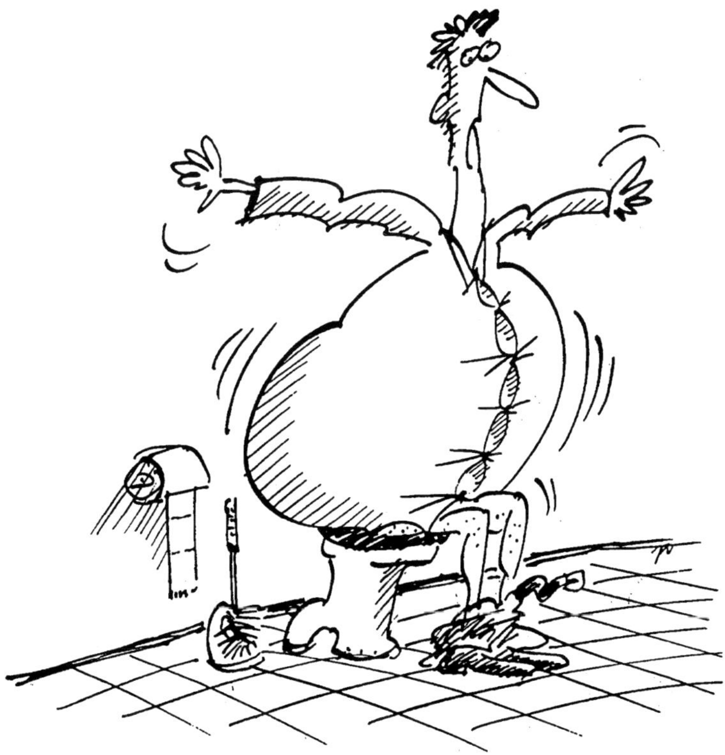

MAGNESIUM PHOSPHORICUM

Regulation bei einem pH-Wert über 7

Auch ein zu alkalisches Milieu ist für die Aminosäuren ungünstig. Vor allem der Zitronensäurezyklus ist gestört. Zur Regulation eines basischen (alkalischen) pH-Wertes bieten sich zwei Möglichkeiten an: Entweder Ihr Therapeut verabreicht dem Kind einmalig eine Gabe Zitronensäurezyklus von der Firma Heel, oder Sie geben dem Kind täglich homöopathisch eine Säure und lassen den Therapeuten zusätzlich nach dem Konstitutionstyp des Kindes eine Hochpotenz Kalzium wählen. Im Zweifelsfall ist es immer besser, einen erfahrenen Therapeuten um Rat zu fragen. Wenn Sie die Behandlung selbst durchführen, wählen Sie aus den folgenden vier Mitteln die für den Betroffenen richtige Säure.

- *Acidum aceticum D 12,* zweimal täglich 5 Globuli, an Stelle von Essigwasser, besonders geeignet für schwächliche Kinder.
- *Acidum nitricum D 12,* zweimal täglich 5 Globuli. Diese Säure spielt nicht nur bei einem gestörten Stoffwechsel eine wichtige Rolle, sie dämpft auch Unruhe beim Kind und normalisiert die für unsere Aminosäuren wichtige Stickstoffbilanz.
- *Acidum sulfuricum D 12,* zweimal täglich 5 Globuli, für Kinder, die schnell schwitzen.
- *Acidum phosphoricum D 12,* zweimal täglich 5 Globuli, für schwache Kinder, die ungern allein sind.
- *Natrium munaticum D 6*, dreimal täglich 1 Tablette, wichtig für die Unterstützung der Magensäure.

Abschließend möchte ich raten: Wenn der pH-Wert morgens bei 7 liegt, braucht das Kind nichts einzunehmen. Massive Störungen muß der Therapeut behandeln. Ansonsten können Sie mit dieser Regulation den Stoffwechsel Ihres Kindes recht gut selbst im Gleichgewicht halten.

Darmregulation

Lassen Sie mich vorab wiederholen: Bei Schnupfen, Nebenhöhlenentzündungen und Augenkrankheiten liegt mit hoher Wahrscheinlichkeit eine Dysbiose (schädliche Bakterien) im Dickdarm vor, bei Ohrenerkrankungen ist der Dünndarm befallen.

Vor der Behandlung hyperaktiver Kinder sollte unbedingt eine Stuhlprobe zur Untersuchung auf einen eventuellen Pilzbefall ins Labor Dr. Hauss (Adresse siehe Seite 141) eingeschickt werden. Diese Untersuchung kostet etwa DM 50.- und gibt genauen Aufschluß über die im Darm vorhandenen Bakterien. Nach diesem Ergebnis richtet sich die Behandlung.

Erwachsene mit Pilzen sind oft sehr müde, schlafen beim Fernsehen sofort ein, haben unerklärliche Kopfschmerzen und vertragen keinen Alkohol. Kinder mit Pilzen im Darm sind extrem hyperaktiv und reagieren besonders heftig auf Süßigkeiten. Das liegt daran, daß die Darmpilze sich von Zucker ernähren, dann besonders aktiv werden und als Ergebnis ihres unabhängigen Stoffwechsels Gase und Methylalkohol, auch „Fusel" genannt, produzieren. Dieser kann nicht wie gewöhnlicher Alkohol in der Leber durch das Enzym Alkohol-Dehydrogenase entgiftet werden. Er belastet die Leber, macht müde und kann auf die Dauer einen Leberschaden hervorrufen. Die Betroffenen erwecken den Eindruck, als seien sie ständig leicht angetrunken. Das gilt auch für viele hyperaktive Kinder. Ein Pilzbefall entsteht häufig als Folge der ersten Einnahme von Antibiotika, die ja im weiteren Sinne aus Pilzen hergestellt werden.

Einen leichten Pilzbefall kann man selbst mit einer pH-Wert-Regulation, zuckerfreier Diät und dem gezielten Einsatz von Darmbakterien heilen. Bei einem starken Pilzbefall führt der erfahrene Therapeut eine Radikal-Pilzkur durch, die 47 Tage dauert und folgendermaßen abläuft:

Süßigkeiten aller Art sind während der Behandlung zu meiden. Der Therapeut beginnt und beendet mit einer Hochpotenz eines Ammoniumsalzes, und zwar entweder Ammonium carbonicum oder Ammonium chloratum, um das überschüssige Ammoniak auszuleiten, das bei einer Belastung der Leber entsteht. Es kann über die Nieren nicht ausgeschieden werden und belastet das Gehirn. Davon betroffene Patienten benehmen sich, als seien sie „nicht ganz da“ oder hätten „ein Brett vor dem Kopf“. Während der ganzen Pilzkur muß als Begleittherapie die Leber homöopathisch entgiftet werden. Dazu gibt man 6 Wochen lang Borax D 4 und bei Durchfall 8 Wochen dreimal täglich 5 Globuli Chelidonium D 3, bei Verstopfung dreimal täglich 5 Globuli Carduus marianus D 2 und bei normalem Stuhl dreimal täglich 5 Globuli Okoubaca D 3, dazu einmal täglich 5 Globuli Ammonium chloratum D 12.

Die eigentliche Radikal-Pilzkur von 47 Tagen wird folgendermaßen durchgeführt:
Während der ersten sieben Tage nimmt man dreimal täglich nach den Mahlzeiten eine Pipette Mycundex Suspension. Darauf folgen 10 Tage lang dreimal täglich ein Dragee Adiclair. Diese

beiden Präparate töten die Pilze ab. Darauf folgt der Aufbau der Darmflora. Er dauert ebenfalls 10 Tage und richtet sich danach, ob Sie Durchfall oder Verstopfung haben. Bei Durchfall gibt Ihnen der Therapeut dreimal täglich eine Tablette Perenterol, dazu dreimal täglich eine Tablette Mutaflor schwach und zweimal täglich eine Kapsel Birkenkohle komposita von Weleda. Bei Verstopfung bekommen Sie dreimal täglich eine Tablette Omniflora und dazu dreimal täglich eine Tablette Orocid von Horvi.

Nachdem nun die normale Darmflora wieder aufgebaut ist, müssen die ersten beiden Präparate Mycundex und Adiclair ausgeleitet werden. Dazu trinken Sie 10 Tage lang täglich eine Ampulle Nystatin D 4 von der Stauffen-Pharma und nehmen dazu, ebenfalls 10 Tage lang, dreimal täglich 5 Globuli Sulfur D 4 oder dreimal täglich 5 Globuli Hepar sulfuris D 6.

Damit ist die Ausleitung abgeschlossen. Nun kann die weitere Darmstärkung mit Organpräparaten erfolgen. Dazu trinken Sie 10 Tage lang täglich je eine Ampulle der folgenden Präparate von Wala: Folikuli lymphatizi aggregati Ampullen D 4, Colon suis Jejunum suis von der Firma Heel.

Nach dieser Radikal-Pilzkur müßte der Darm von allen Pilzen befreit sein. Lassen Sie auf jeden Fall im Labor Dr. Hauss eine Nachkontrolle durchfuhren. In Ausnahmefällen kann der Darm noch Pilze aufweisen, vor allem bei Verstößen gegen das Zuckerverbot. Dann müßte die ganze Kur wiederholt werden, damit sich wieder eine gesunde Darmflora ansiedeln kann. Bei Erwachsenen ist es notwendig eine Colonhydrotherapie (Darmspülungen) 5–7 mal durchzuführen, damit die restlichen Colagenfasern, an denen die Pilze wachsen, aus dem Darm „herausgewaschen“ werden.

Stoffwechsel-Regulation

Chinonen wirken als Katalysatoren im Stoffwechsel. Das heißt, in ihrer Gegenwart laufen Reaktionen ab, an denen sie selbst stofflich nicht beteiligt sind. Diese Chinonen sind für Sie dann eine wertvolle Hilfe, wenn Sie nach Diätfehlern Ihres Kindes, die sich nie ganz vermeiden lassen, regulierend in den Stoffwechsel eingreifen müssen.

Nach einem solchen Diätfehler, zum Beispiel einem Kindergeburtstag, geben Sie Ihrem Kind je eine Ampulle Ubichinon D 6 von der Stauffen-Pharma und Parabenzochinon Injeel von Heel. Die Ampullen schneiden Sie auf und mischen den Inhalt mit ganz wenig Wasser. Ihr Kind soll das Präparat eine Weile im Mund behalten, weil es durch die Mundschleimhaut aufgenommen (resorbiert) wird. Man kann die Ampullen auch einfach ohne Wasser trinken. Sie schmecken leicht salzig, weil die Lösung zur Injektion geeignet ist.

Das können Sie jeden zweiten Tag, einmal wöchentlich oder auch nur bei offenkundigen Diätfehlern wiederholen. Zur Stoffwechsel-Regulationen stehen Ihnen sechs Chinonen zur Verfügung. Ihr Therapeut wird Ihnen helfen, mit dem Muskeltest aus der Kinesiologie das für Ihr Kind oder die ganze Familie geeignetste Präparat zu finden.

- *Ubichinon* (Stärken D 6, D 8, D 10, D 12, D 15, D 30) wird bei Kindern nach Diätfehlern zur Regenerierung der Zellatmung und Stoffwechseleinstellung verwendet, ferner bei Eiweißvergiftung, Mager- und Fettsucht sowie dann, wenn ein Kind „schwer erziehbar" erscheint.

- *Hydrochinon* (Stärken D 10, D 12, D 15, D 30) ist angezeigt bei Lernschwierigkeiten, Neigung zur Depression und Herzschwäche.
- *Naphthochinon* (Stärken D 10, D 12, D 15, D 30) gibt man bei Magen-Darmbeschwerden.
- *Anthrachinon* (Stärken D 6, D 8, D 10, D 12, D 15, D 30) verabreicht man bei niedrigem Blutdruck und bei Darmbeschwerden wie Verstopfung oder Durchfall. Es ist eines der wichtigsten Chinone zur Behandlung von Darmkrankheiten.
- *Benzochinon* (Stärken D 8, D 10, D 12, D 15, D 30, D 60) zur Regulierung des Zitronensäurezyklus.
- *Methylenblau* (Stärken D 15, D 30, D 60) eignet sich zur Behandlung von Nerven- und Blasenbeschwerden, sowie bei Epilepsie.
- *Methylenglyoxal* (Stärken D 15, D 30, D 60) wirkt stark reinigend und sollte nicht zu oft (einmal wöchentlich) eingesetzt werden.
- *Chinhydron* (Stärken D 15, D 30, D 60) bei Viruserkrankungen, nicht öfter als einmal wöchentlich.

Auch wegen der richtigen Stärke sollten Sie sich mit dem Therapeuten abstimmen. In der sogenannten „Kuff-Reihe“ erhalten Sie diese Chinonen der Stauffen-Pharma sortiert in den Stärken D 6 bis D 200 in einer Packung. Die Stärken D 30 und D 60 können Sie wöchentlich geben, D 100 und D 200 alle zwei Wochen. Falls die Austestung ergibt, daß die Potenzen D 6 oder D 8 für Sie günstiger sind, können Sie diese Mittel von der Stauffen-Pharma ebenso wie die Potenzen D 10, D 12, D15 und D 30 in 5-er oder 10-er-Packungen bekommen.

Vitamine, Mineralstoffe und Spurenelemente

Alle diese wichtigen „Vitalstoffe“ sollten dem Körper in einem ausgewogenen Verhältnis zugeführt werden. Ein Zuviel schadet ebenso wie ein Zuwenig.

Vitamine

Die Vitamine spielen eine wichtige Rolle im Stoffwechsel, die aber in der Werbung manchmal übertrieben wird. Eine normale, ausgewogene Kost enthält alle Vitamine in ausreichender Menge, eine Zugabe ist dann kaum noch nötig. Vitaminmangel nennt man Hypovitaminose, Vitaminüberschuß heißt Hypervitaminose. Beide Zustände sind gleich unangenehm. Bei nervösen Menschen kann es ratsam sein, zur besseren Versorgung der Nerven kurzfristig B-Vitamine zu geben. Die beste Nervennahrung ist Vitamin B 1 (Thiamin). Bei Herpes oder rissigen Mundwinkeln gibt man Vitamin B 2 (Riboflavin). Vitamin B 6 (Pyridoxin) entlastet die Leber. Vitamin B 12 unterstützt den Einbau von Eisen in die roten Blutkörperchen (Erythrozyten). Bei Entzündungen und Erkältungskrankheiten verbraucht der Körper vermehrt Vitamin C. Es ist ebenso wie die fettlöslichen Vitamine A, E und D reichlich in vielen Nahrungsmitteln enthalten, daß eine Zufuhr in Form von Präparaten selten notwendig ist.

Vitamin A ist gut für die Schleimhäute (vor Überdosierung aufpassen). Vitamin E hilft beim Fettstoffwechsel, es soll ein

Vergnügungsvitamin sein. Vitamin D ist wichtig für den Kalzium-Stoffwechsel, es braucht Sonnenlicht zu seiner Aktivität. Vitamin K spielt eine Rolle bei der Blutgerinnung. B. Coli sind für das K Vitamin wichtig, sie hängen von einem guten Darmverhältnis ab.

Mineralstoffe, Spurenelemente

Beide sind lebensnotwendige anorganische Bestandteile unserer Zellen. Die Unterscheidung in „Mineralien" und „Spurenelemente" sagt nur etwas über die Menge, in der solche Stoffe im Organismus vorkommen und gebraucht werden.

➭ *Zink*
Zur Stärkung der Bauchspeicheldrüse spielt Zink eine Schlüsselrolle. Es ist auch wichtig für die Immunabwehr, für Heilungsprozesse und viele andere Aufgaben. Homöopathisch gibt man es Kindern, die nicht stillsitzen und unter dem Tisch dauernd ihre Beine bewegen: einen Monat lang dreimal täglich eine Tablette Zincum oxydatum D 4. Nach einem Monat Pause kann man die Behandlung wiederholen, bis das Zappeln aufhört. Besonders nervösen Kindern gibt man in denselben Intervallen dreimal täglich 5 Globuli Zincum valerianum D 4.

➭ *Kalzium*
Wie wir schon wissen, spielt Kalzium eine entscheidende Rolle im Stoffwechsel. Es reguliert nicht nur die Muskelkontraktion sondern auch viele weitere zelluläre Prozesse. Es bewirkt die Ausschüttung von Neurotransmittern und wird von Hormonen

für ihre Steuerungsaufgaben gebraucht. Dabei arbeitet Kalzium mit dem aus vielen Aminosäuren bestehenden Protein Calmodulin zusammen. Allerdings wird Kalzium nur dann in ausreichender Menge über den Darm aufgenommen, wenn genügend – nicht zu viel – Vitamin D verfügbar ist. Ein gestörter Kalziumstoffwechsel führt zu Verstopfungen und Schlafstörungen. Nimmt man Kalzium in zu großer Menge und nicht homöopathisch ein, können sich schwer lösliche Salze wie Phytine und Oxalate oder Kalziumsteine bilden. Als Konstitutionsmittel für Kinder spielen Calcium carbonicum, Calcium phosphoricum und Calcium floratum eine sehr wichtige Rolle. Für die Aufnahme von Kalzium ist auch Magnesium und Laktat (z. B. zweimal täglich 5 Globuli Acidum lacticum (Milchsäure) D 6 bzw. D 12 oder Milchprodukte erforderlich.

➷ *Magnesium*

Magnesiummangel ruft Krämpfe hervor, Magnesiumüberschuß macht schläfrig und müde. So nimmt man bei Einschlafstörungen abends 1–2 Tabletten Magnerot, das ist ein nichthomöopathisches Magnesiumpräparat mit Orotatsäure, die die Aufnahme des Magnesiums verbessert. Wenn Sie nicht mehr einnehmen und immer wieder Pausen einlegen, kommt es zu keiner Überdosierung. Die homöopathische Anwendung von Magnesium habe ich bei der pH-Wert-Regulation genauer beschrieben.

➷ *Kalium*

Kaliummangel führt zu Herzbeschwerden und Störungen im Wasserhaushalt. Ein Kaliumüberschuß kann die Herztätigkeit beeinträchtigen und eine Atemlähmung hervorrufen. Das sind ernste, lebensbedrohende Situationen, die bei Säuglingen schon Todesfälle zur Folge hatten. Diese Gefahr besteht bei der homöopathischen Einnahme nicht, man kann dann auch viel genauer dosieren. Kalium ist dann angebracht, wenn jemand nervös und unruhig ist und leichte Schwellungen (ödeme) aufweist. Dann haben Sie die Wahl zwischen acht Präparaten.

- *Kalium arsenicosum D 12,* zweimal täglich 5 Globuli, für den unruhigen, nervösen, blutarmen Menschen mit juckenden Hautausschlägen.
- *Kalium bichromicum D 6,* dreimal täglich 5 Globuli, für schwache, blasse Menschen mit häufigem Schnupfen, Gewichtsabnahme und Kopfschmerzen am Morgen.
- *Kalium bromatum D 3,* dreimal täglich 5 Globuli, für unruhige, mit Händen und Füßen zappelnde Menschen bei Konzentrationsschwäche, Depression oder auch Wahnvorstellungen.
- *Kalium carbonicum D 3,* dreimal täglich eine Tablette, für schwächliche, niedergeschlagene Menschen mit starken Stimmungsschwankungen. Sie sind reizbar, ängstlich, überempfindlich gegenüber Schmerz, Geräusch und Berührung, sie ertragen das Alleinsein nicht. Das Hauptsymptom ist Schwitzen am Kopf.
- *Kalium mutiaticum D 4,* dreimal täglich 5 Globuli, zur Akutbehandlung von Schwellungen, zum Beispiel am Handgelenk, oder bei Kopfschmerz.
- *Kalium phosphoricum D 3,* dreimal täglich 1 Tablette, für sehr nervöse, reizbare Menschen mit Gedächtnisschwäche, Mangel an Willenskraft, Konzentrationsschwäche, Erschöpfungszustände.

- *Kalium silicatum D 6,* dreimal täglich eine Tablette, für geistesabwesende, ängstliche, träge, furchtsam Menschen.
- *Kalium sulfuricum D 4,* dreimal täglich 5 Globuli, für Menschen mit häufigen Ohrenschmerzen oder bei zu frühzeitiger Beschäftigung mit sexuellen Dingen.

Alle Kaliumpräparate werden jeweils vier Wochen lang verabreicht, dann legen Sie vier Wochen Pause ein.

Natrium

Dieser Mineralstoff ist sehr wichtig für die Zellfunktion. Durch Erbrechen und starke Durchfälle kann es zu einem Natriummangel kommen. In solchen Fällen geben Sie dem Kind nach Absprache mit Ihrem Therapeuten zwei bis drei Tage lang täglich zweimal eine Tablette Oral pedon. Viel häufiger ist heutzutage jedoch ein Natriumüberschuß. Wir alle nehmen überreichlich Natrium in verschiedenen Formen zu uns: als Kochsalz (Natrium chloratum), in Zahntabletten (Natrium floratum) oder mit Konservierungsstoffen (Natrium phosphoricum).Viele Medikamente werden auf einer Natriumbasis hergestellt. Bei einem Überschuß, der den Stoffwechsel beeinträchtigen kann, muß der Therapeut mit einer Hochpotenz Natrium eine Ausleitung vornehmen.

Das gilt auch für giftige Schwermetalle wie Cadmium, Blei oder Aluminium, mit denen unsere Umwelt belastet ist. Auch hier ist es bei Symptomen einer Überbelastung sinnvoll, durch den Therapeuten eine Ausleitung mit einer Hochpotenz vornehmen zu lassen.

➪ *Kupfer*

Kupferüberschuß führt zu einer Vergiftung, Kupfermangel zu Krämpfen, Blutarmut und bei depressiven Menschen zu dcm seltsamen Symptom, daß sich die Gedanken im Kreise drehen. Sie können ihn ausgleichen, indem Sie Ihrem Kind drei Monate lang täglich dreimal eine Tablette Cuprum metallicum D 6 geben. Dann muß man zu Cuprum metallicum D 8, D 12 oder einer noch höheren Potenz überwechseln. Die richtige Stärke sprechen Sie am besten mit dem Therapeuten ab. Kupfer ist wichtig für den Kalzium- und Eisenstoffwechsel und ist abhängig von der Magensäure.

➪ *Eisen*

Bei Eisenmangel kann es zu Blutarmut und chronischer Müdigkeit kommen. Aber auch ein Überschuß ist schädlich. Gerade in der Schwangerschaft nehmen manche Frauen zu viele Eisenpräparate. Dann kann sich beim Kind ein Arzneimittelbild von Eisen mit folgenden Symptomen einstellen: Nervosität bei geistiger Beanspruchung, Kopfschmerzen bis hin zur Migräne, Konzentrationsschwäche, gestörte Wärmeregulation mit kalten Händen und Füßen, Ängstlichkeit, rasches Aufbrausen beim geringsten Widerspruch, Nasenbluten, Bettnässen und häufiger Harndrang, abfallender Kupferspiegel mit erhöhter Infektanfälligkeit, Appetitlosigkeit, Erbrechen, Durchfälle und Verdauungsstörungen. Wenn Sie bei Ihrem Kind solche Symptome eines Eisenüberschusses beobachten, lassen Sie ihn vom Therapeuten mit einer Hochpotenz Ferrum ausleiten. Einen leichten Eisenmangel können Sie selbst mit folgenden Mitteln behandeln: Geben Sie dreimal täglich eine Tablette

Ferrum metallicum D 4 oder Ferrum phosphoricum D 4. Zur besseren Aufnahme des Eisens braucht der Organismus gleichzeitig Kupfer, Folsäure und Vitamin B 12. Dazu geben Sie dreimal täglich eine Tablette Cuprum metallicum D 6 und täglich eine Tablette Folsäure von der Firma Hevert. Das Vitamin B 12 wird entweder vom Therapeuten dreimal hintereinander in wöchentlichen Abständen in den Muskel gespritzt, oder Sie geben Ihrem Kind einmal täglich 5 Tropfen Vitamin B 12. Gut bewährt hat sich auch zusätzliche Gabe von Tinctura ferri pomati dreimal täglich 10 Tropfen vor dem Essen, damit der Eisenmangel schneller behoben wird.

Beeinflussung der Psyche durch Homöopathie

Je höher eine Potenz ist, desto intensiver wirkt sie im psychischen Bereich. Deshalb sollten Hochpotenzen ausschließlich vom Therapeuten verabreicht und in der Wirkung kontrolliert werden. Wenn Sie Ihre Familie bei Verhaltensstörungen selbst homöopathisch behandeln wollen, sollten Sie immer die Stärke D 30 wählen. Sie können eine Intensivkur mit einmal täglich 5 Globuli durchführen, zur Langzeitbehandlung einmal wöchentlich 5 Globuli verabreichen oder das Mittel auch nur bei Bedarf verwenden und den Familienmitgliedern dann, wenn sich Verhaltensauffälligkeiten zeigen, 5 Globuli geben. Je nach Art der Störung haben Sie die Wahl unter folgenden Mitteln:

- *Aesculus* bei Gedächtnisschwäche und Abneigung gegen Arbeit. Auch geeignet für Eigensinnige, die zornig werden, wenn sie nicht sofort das tun können, was sie gerade möchten.
- *Agaricus* wird mit Erfolg bei plötzlichen Wutanfällen eingesetzt. Auch geeignet für Menschen, die Schreibfehler machen, weil sie zu langsam denken und nicht mitkommen.
- *Allianthus* hilft vergeßlichen Menschen, die sich gesprochene Wort kaum eine Minute lang merken können.
- *Aluminium* löst gedankliche Verwirrtheit aus, die zu Fehlern beim Sprechen und Schreiben führt. Solche Menschen wirken „vernagelt", als hätten sie ein Brett vor dem Kopf.
- *Ambra* gibt man Menschen, die auf Grund einer geistigen und nervlichen Erschöpfung gleichgültig wirken, aber zugleich abends wegen einer Flut unkontrollierbarer Gedanken nicht einschlafen können.
- *Argentum metallicum* fördert Denkvermögen und Merkfähigkeit.
- *Arsenicum album* löst Angst und Beklemmung.
- *Arrum tryphillum* bekommen Menschen, die dauernd am Bettzeug oder an anderen Gegenständen zupfen, leise vor sich hin murmeln und an Sachen herumfingern, die sie nichts angehen.
- *Belladonna.* Ein hitziger Kopf handelt nach dem Motto: Bist Du nicht willig, so gebrauche ich Gewalt.
- *Heleburus niger* ist ein Mittel gegen geistige Unbeweglichkeit, für Menschen mit fixen Ideen.

- *Ignatia* hilft denjenigen, die sich in etwas hineinsteigern und dann die vernünftige Lösung nicht mehr erkennen.
- *Graphites* ist ein Mittel für Übergewichtige, die gern und schnell essen, dafür aber langsam denken.
- *Lachesis* bekommen Menschen, die dauernd reden und rasch eifersüchtig sind.
- *Hyoscyamus* hemmt ebenfalls die Eifersucht und nützt denjenigen, die sich und ihre Umgebung zerstören, unverträglich sind, andere kratzen und beißen.
- *Phosphorus* bekommen Menschen, die sich vor dem Alleinsein fürchten und die zu Blutungen neigen.
- *Moschus* dämmt hysterische Schreianfälle ein.
- *Sepia* wirkt ausgleichend auf „boshafte" Kinder, die nur glücklich sind, wenn sie andere ärgern können.
- *Strammonium* ist ein gutes Mittel für kräftige, gewalttätige Kinder mit Sprachverzögerung, die nur bei Licht einschlafen können.
- *Tarantula hispanica* beruhigt Menschen, die nicht stillsitzen und ständig hin und her rennen. Man sagt: Wie von der Tarantel gestochen.

Natürlich muß man alle diese Mittel flexibel einsetzen und ausprobieren, welches dem Patienten am besten hilft. Wenn Sie das Gefühl haben, mit der Selbstbehandlung trotzdem nicht den gewünschten Erfolg zu erzielen, wenden Sie sich bitte an Ihren Therapeuten. Dann sind möglicherweise höhere Potenzen angebracht, die nur er verabreichen sollte.

Chakren, Steine und Farben

Die heilende Wirkung von Steinen durch ihre positiven Schwingungen ist seit langem bekannte. Der richtig gewählte Stein kann Ihnen und Ihrem Kind viel Kummer ersparen. Man trägt ihn in der Hosentasche oder befestigt ihn an einem Lederband. Dafür gibt es besonders geschaffene Steine. Bevor Sie sich näher mit der Steine-Therapie beschäftigen, müssen Sie einiges über die mehrfach erwähnten Akupunktur-Meridiane und die „Chakren" erfahren. Nach der alten indischen Medizin ist jedes Chakra ein Energiezentrum und einem bestimmten Stoffwechselorgan zugeordnet (siehe Tabelle). Es hat bestimmte Farben und wird durch bestimmte Steine beeinflußt. Für uns Mitteleuropäer ist es schwierig, uns in das ganz andere, auf den Ausgleich von Energieströmen ausgerichtete Grundprinzip der indischen Gesundheitslehre hineinzudenken. Ich kann Ihnen hier nur einen Überblick geben, ohne die philosophischen Zusammenhänge näher zu erklären. Einen Überblick über die Zuordnung der Chakren und ihnen zugeordneten Farben sehen Sie auf S. 124. Die Chakren haben auch eine Beziehung zu Organen, der Überblick ist auf S. 125.

Die Chakren und die ihnen zugeordneten Farben

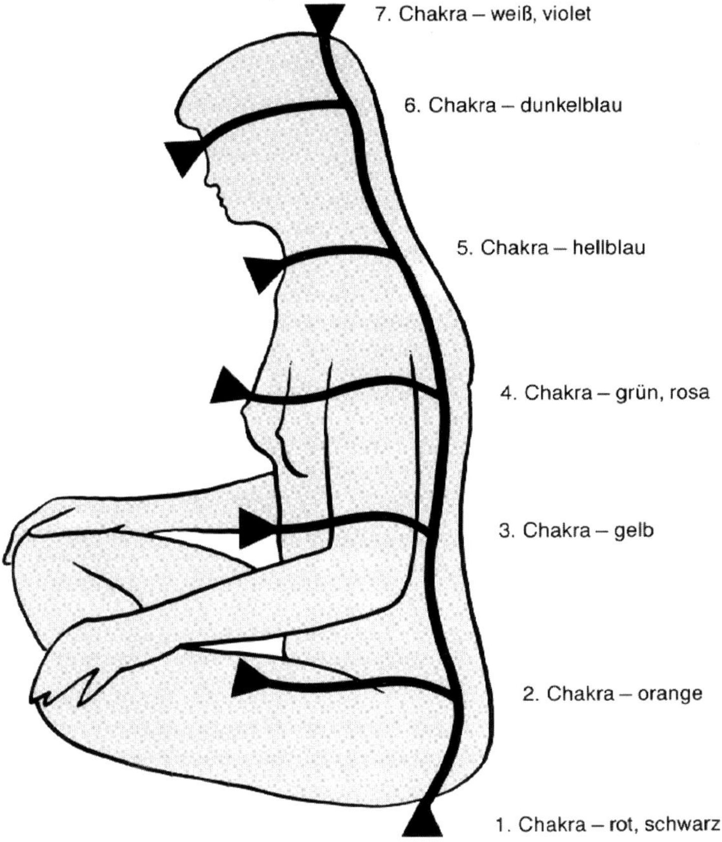

Die Chakren und die ihnen zugeordneten Organe

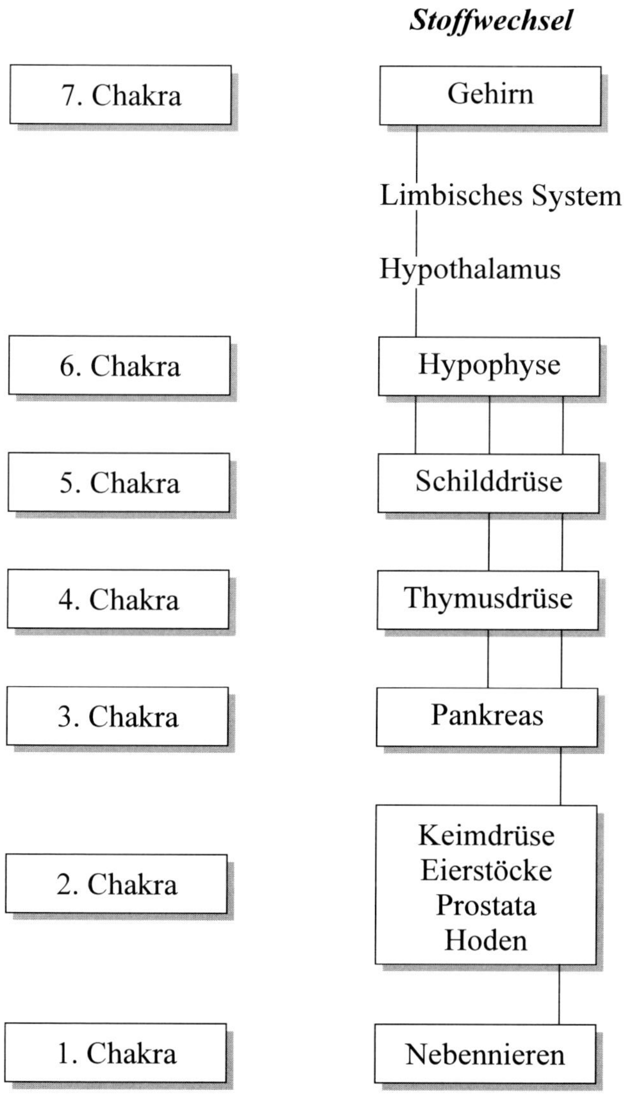

↳ *Das erste Chakra* ist für das Urvertrauen zuständig. Wenn es blockiert ist, verliert der Mensch mit diesem Urvertrauen den „Boden unter den Füßen", er entwickelt Mißtrauen und Ängste und leidet häufig an Verstopfungen. Diesem Chakra sind die Farben Rot und Schwarz zugeordnet. Auch die Steine, die das erste Chakra aktivieren, haben meist diese beiden Farben:

- Der Granat (rot) bringt Mut und Wärme, er baut vor allem in Genesungszeiten und vor großen Aufgaben den Menschen psychisch auf.
- Der Hämatit (rot) fördert Blutbildung, Genesung und Kraft.
- Der Achat (rot) gibt vor allem schwangeren Frauen Vertrauen und Sicherheit im Hinblick auf die Entbindung, unterstützt die Menschenkenntnis und nützt kleinen Kindern.
- Der Jaspis (rot) wirkt ähnlich wie der Achat für Vertrauen und Geburt.
- Der Rubin (rot) ist ein ausgesprochener Männerstein. Er steht in Verbindung mit Sexualität und Spiritualität und sichert angeblich die Treue der Ehemänner. Früher wurde er oft von Herrschern getragen und dämpfte möglicherweise ihre Machtgelüste.
- Der Schneeflockenobsidian (schwarz) stellt die Verbindung zur Erde (Realität) wieder her und eignet sich für Menschen, die zu sehr ins Esoterische „abgehoben" haben.

✎ *Das zweite Chakra* ist zuständig für alles Fließende: Lymphe, Blut, Erotik. Mit der Farbe Orange sind ihm folgende Steine zugeordnet:

- Der besonders für Frauen geeignete Karneol gegen Blutstauungen und Krampfadern, für Vitalität, schöpferisches Denken, Erotik und Konzentration.
- Der Mondstein läßt bei Männern die weiblich-weichen Eigenschaften mehr hervortreten.

✎ *Das dritte Chakra* mit der Farbe Gelb wird dem Stoffwechsel zugeordnet, insbesondere der Bauchspeicheldrüse und Leber. Es steuert aber auch die Selbstdarstellung und den Eindruck, den wir von anderen gewinnen. Folgende Steine aktivieren das dritte Chakra:

- Der Zitrin verleiht Wohlbefinden und Sicherheit, hilft bei der Verwirklichung unserer Ziele und regt den Stoffwechsel an.
- Der Bernstein reinigt und gibt innere Wärme, Einsicht und eine glückliche Hand in der Wahl von Kontakten, die uns weiterhelfen können.
- Das Tigerauge regt den Verstand an, schärft die innere und äußere „Sehkraft" und läßt uns Fehler leichter erkennen.
- Der Edeltopas steht für Kraft, Bewußtheit, Wachheit, Klarheit, Lebendigkeit und gegen Angst und Depression. Er fördert die Verdauung und auch das Verarbeiten von Problemen.
- Der Rutilquarz, ein durchsichtiger Stein mit goldschimmernden Fäden durchzogen, steht für Heilung und Harmonie, er harmonisiert auch die drei unteren Chakren.

↬ *Das vierte Chakra* mit den Farben Grün und Rosa ist dem Herzen zugeordnet und wird durch folgende Steine aktiviert:

- Der Rosenquarz schützt Epileptiker vor Krämpfen, fördert Sanftheit, Zärtlichkeit, Großzügigkeit sowie die Fähigkeit, Liebe zu schenken und zu empfangen.
- Der Kunzit (rosa) steht für selbstlose Liebe und Geradlinigkeit im Denken und Fühlen.
- Der Turmalin kann rosa oder grün sein. Er harmonisiert die zwischenmenschlichen Beziehungen, hebt Depressionen auf und löst Blockaden beim Umgang mit anderen Menschen.
- Der Chrysopras (grün) hilft gegen Ermüdung und reinigt die unteren Chakren.
- Jade (grün) steht für Entspannung und Freude, Gerechtigkeit, Bescheidenheit und Bestand der Liebe in einer Beziehung.
- Der (grüne) Smaragd, ein Heil- und Meditationsstein, fördert Harmonie und Liebe zur Natur. Man sagt, er bringt Frauen zum Geld.

↬ *Das fünfte Chakra* ist das Kommunikationszentrum am Hals. Ihm sind Steine von hellblauer oder grünblauer Farbe zugeordnet:

- Der Calcedon (hellblau) ist der wichtigste „Redestein“ für Vorträge oder Besprechungen, er beruhigt die Schilddrüse, gleicht Reizbarkeit aus, fördert den Ausdruck in Sprache und Schrift und eignet sich deshalb besonders für Kinder, die sich schlecht ausdrücken können.

- Der Türkis (grünblau) schützt vor negativen Einflüssen und aktiviert ebenfalls das Kommunikationszentrum.
- Der Aquamarin (hellblau) steht für Reinheit und Weite, für intuitives Verstehen und Kreativität.

➭ *Das sechste Chakra* wird auch „drittes Auge“ genannt. Hier liegt das Zentrum der Intuition, des Verstandes und der Logik. Diesem Chakra sind dunkelblaue Steine zugeordnet, die man jedoch vorsichtig verwenden sollte:

- Der Lapislazuli, ein Stein für Intuition und Gottvertrauen, sollte nicht ständig getragen werden.
- Der Sodalith unterstützt die Verwirklichung von Zielen und Idealen, fördert Selbstvertrauen und Standhaftigkeit und stärkt die Nerven.
- Das Falkenauge steht für Sehkraft, Selbstwertgefühl, Toleranz und Mitgefühl.
- Der Saphir erweitert das Bewußtsein und sollte wegen seiner starken Ausstrahlung von empfindsamen Menschen nicht getragen werden.

➭ *Das siebte Chakra,* auch „Scheitel-Chakra“ genannt, stellt die Verbindung zum Kosmos her und läßt kosmische Energien fließen. Es wird durch weiße und lila Steine aktiviert:

- Der Suggelith (lila) fördert die Lebenslust, den Fluß aller Körpersäfte und kann auch bei schweren Erkrankungen wie Krebs oder AIDS getragen werden.

- Der Amethyst (lila) lindert alle Entzündungen, steht für Güte und Weisheit, gegen Ängste und Disharmonie. Bei Entzündungen eine Amethystscheibe auf die Entzündung kleben oder Ametystwasser trinken oder enen Umschlag mit Ametystwasser machen.
- Quarz (weiß) kann bei Reversblockaden verwendet werden.

Die Chakralehre beruht auf der indischen Vorstellung von einer ganzheitlichen Medizin, in der Körper, Seele und Geist gleichberechtigt sind. Die Energieströme sind bei Mann und Frau verschieden, abwechselnd „rechtsdrehend“ oder „linksdrehend“. Dabei ist ein rechtsdrehendes Chakra stärker ausgeprägt und ein linksdrehendes eher unbewußt wirksam. Bei Jungen und Männern sind das erste, dritte und fünfte Chakra rechtsdrehend, also dominierend: Trieb, Selbstdarstellung und Kommunikation. Bei Mädchen und Frauen sind das zweite, vierte und sechste Chakra rechtsdrehend: Erotik, Herz und Intuition. Demnach sind Mädchen gefühlsbetonter und intuitiver als Jungen. Nur das siebte Chakra (Scheitel) hat keine Drehrichtung, es kann geöffnet oder blockiert sein. Wenn Sie einen Stein ausgetestet haben, können Sie ihn auch nachts unter die Matratze legen.

Ätherische Öle

In unserer zivilisierten Gesellschaft wird viel für Auge und Ohr getan: Farben, Fernsehen, Video, Illustrierte und Werbung, Lärm, Musik und Worte fürs Ohr. Die anderen Sinne verkümmern. Von ihnen spielt der Geruchssinn eine besondere Rolle. Gerade er erinnert uns oft an eine Person oder Situation, zum Beispiel ein Krankenhaus. Wir sagen von einem unangenehmen Zeitgenossen: „Ich kann ihn nicht riechen." Bei Hunden und anderen Tieren ist die Nase noch weitaus empfindlicher als bei uns Menschen.

Die Behandlung mit ätherischen Ölen, auch Aromatherapie genannt, nutzt dieses oft vernachlässigte Organ in ganz besonderer Weise. Sie ist schmerzlos und sehr angenehm, das Einatmen bestimmter Düfte wirkt beruhigend, krampflösend und konzentrationsfördernd. Deshalb kann man die Aromatherapie bei vielen verschiedenen Symptomen ergänzend einsetzen.

Von den vielen Gerüchen, die dauernd auf uns einströmen, nehmen wir einige wahr und andere nicht. In der Stadt verdrängen wir beispielsweise den Gestank der vielen Autos oder einer chemischen Fabrik, in der Parfümerie achtet die Verkäuferin nicht mehr auf Wohlgerüche, die sie ständig umgeben. Auch jeder Mensch hat einen typischen Geruch, den er mit Deos, Parfums oder Rasierwasser verändern kann. Wer im Sommer regelmäßig Vitamin B 1 nimmt, riecht für Insekten unangenehm und wird seltener gestochen.

Viele Kinder reagieren hyperaktiv auf ganz bestimmte Gerüche wie Farben, Azeton oder Parfum. Ich hatte selbst schon Patientinnen in der Praxis, die so intensiv dufteten, daß ich Kopfschmerzen bekam und danach gründlich lüften mußte. Damit will ich zum Ausdruck bringen, daß Gerüche auf unseren Organismus einen positiven oder negativen Einfluß haben können. Die Aromatherapie wird so gewählt, daß wir uns die positiven, heilenden Einflüsse nutzbar machen. Dazu können Sie zu Hause eine sogenannte „Duftlampe“ verwenden, in die man zum Verdunsten Wasser und einige Tropfen des ausgewählten Duftöls gibt. Schwangere Frauen und Epileptiker dürfen keine Aromatherapie durchführen.

Ich habe hier einige ätherische Öle zusammengestellt, die sich bei der hyper- und hypokinetischen Familie bewährt haben, und die Sie gefahrlos zur Selbsttherapie einsetzen können.

Beruhigende Duftöle für die hyperkinetische Familie

- *Rose* löst Krämpfe, beruhigt und öffnet das Herz
- *Jasmin* dämpft Angst und weckt die Phantasie
- *Kamille* löst Krämpfe (auch im Darm), dämpft Ärger, Erregung, Unzufriedenheit und Schmerz, aber auch Egozentrik
- *Patchouli* ist gut für „geistige Erdung“ hält die Gedanken zusammen und fördert die Suche nach neuen Wegen
- *Ylang-Ylang* vertreibt Zweifel, Unruhe, Unsicherheit, Zorn und Enttäuschung

Anregende Duftöle für die hypokinetische Familie

- *Salbei* regt an, kräftigt, steigert die Abwehr und klärt die Stimme (nicht für Schwangere und Epileptiker)
- *Rosmarin* stärkt das Gedächtnis, Konzentration und Nerven, hilft daher bei geistiger Überforderung und Antriebsschwäche, baut Willen und Organisationsfähigkeit auf (nicht für Schwangere und Epileptiker)
- *Wacholder* klärt Gefühle, gleicht Streß und Angst aus, löst Krämpfe (nicht für Schwangere und Epileptiker)
- *Bohnenkraut* stimuliert allgemein, fördert die Intelligenz und wirkt ebenfalls krampflösend
- *Thymian* stärkt die Nerven, schützt vor Angst, fördert Mut, Tatendrang und Mitgefühl (nicht für Schwangere und Epileptiker)
- *Muskatnuß* wirkt anregend, schmerzlindernd und stärkend
- *Ysop* fördert die Konzentration, regt das Nervensystem an und baut nach längeren Krankheiten auf (nicht für Schwangere und Epileptiker)
- *Nelke* löst Krämpfe, entspannt und hilft, die Vergangenheit zu überwinden
- *Koriander* nimmt man bei nervöser Erschöpfung, er stimuliert schöpferisches Denken und verbessert das Gedächtnis. Angeblich kann man bei diesem Duft nicht lügen (nicht für Schwangere und Epileptiker)

- *Rosenholz* ist krampflösend und entspannend bei Streß und weckt Vertrauen bei anderen
- *Neroli* wirkt gegen Ängste, Verzweiflung, seelische Enge und stärkt die Wahrnehmung
- *Lemongras* erfrischt die Augen
- *Zypresse* wirkt gegen Unsicherheit und Entscheidungsangst

Harmonisierende Duftöle für die ganze Familie

- *Lavendel* ist ein vielseitig ausgleichendes, heilendes Öl, auch bei Gefühls-Chaos, seelischen und körperlichen Schmerzen
- *Geranie* fördert die Kommunikation, löst Ängste und Spannungen
- *Zitrusöle* von Zitrone, Mandarine, Orange, Limette, Bergamotte und so weiter fördern die Konzentration und wirken antidepressiv
- *Basilikum* stimuliert Intelligenz und Gedächtnis, regt geistige Wendigkeit und Diplomatie an
- *Benzoe* verstärkt Auffassung und geistige Fähigkeiten
- *Muskatellersalbe* stabilisiert Psyche und Kreativität, erweitert das geistige Blickfeld und schützt vor Angst, Hysterie, Kopfschmerz und Erschöpfung
- *Eisenkraut* fördert die Konzentration und erweitert den geistigen Horizont.

Was Lehrer tun können

Viele der Maßnahmen, die ich im letzten Kapitel den Eltern zur Selbstbehandlung ihrer hyperkinetischen Kinder vorgeschlagen habe, können auch Lehrern ihre Arbeit erleichtern. Zum Schluß noch Anregungen zur Verbesserung der Lernsituation in der Klasse.

Kinesiologie

Die Lehre von den heilenden Bewegungen ist gerade bei Pädagogen noch zu wenig bekannt. Ihnen nützt die beste Vorbereitung auf die Schulstunde nichts, wenn die ganze Klasse unruhig und unkonzentriert ist. Beginnen Sie den Unterricht damit, daß Sie die Fenster öffnen und alle Kinder im Stehen dreimal ganz tief ein- und ausatmen lassen. Um beide Gehirnhälften gleichmäßig zu aktivieren, lassen Sie die Kinder danach liegende Achter malen, erst mit der linken, dann mit der rechten Hand und zuletzt mit beiden Händen (siehe Bild). Dabei führt die Bewegung immer erst nach oben und links. Nach dieser ausgleichenden Übung können die Kinder konzentrierter dem Unterricht folgen.

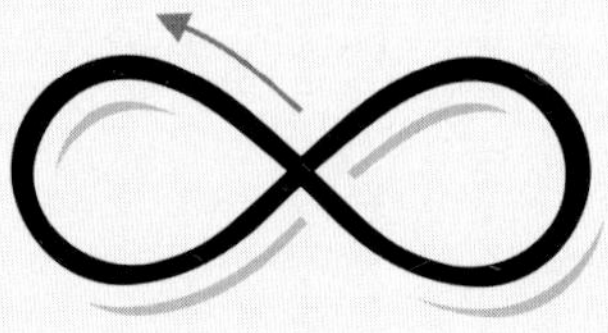

Liegende Acht

Motivation

Viele unserer Kinder stehen heute nicht nur zu Hause, sondern auch in der Schule unter Leistungsdruck. Ihnen fehlt jegliche Motivation. Es nützt wenig, diese Kinder nur zu strafen und ihnen ihre schlechten Leistungen vorzuhalten. Viel besser ist es, sie auch für kleine Erfolge zu loben und zur weiteren Mitarbeit zu motivieren. Falls Sie hyperaktive Kinder in Ihrer Klasse haben, ist dabei die enge Zusammenarbeit mit den Eltern und Therapeuten dringend notwendig.

Schlußwort

Wenn ich Vorträge höre oder Fachbücher lese, drängt sich mir der Eindruck auf, daß viele Ärzte und Therapeuten ihre eigene Methode als Dogma betrachten und andere Verfahren, seien sie nun „schulmedizinisch“ oder „alternativ“, ablehnen. Es ist ein Kennzeichen unserer hyperaktiven Gesellschaft, daß jeder recht haben will. Ich sehe da keine Gegensätze und trete im Sinne einer ganzheitlichen Medizin für mehr Toleranz ein.

Was ich beschrieben habe, sind meine Erfahrungen mit der Behandlung vieler hyperaktiver Kinder und ihrer Familien. Ich lerne täglich dazu und freue mich über jede nützliche Anregung. Es geht ja nicht ums „Rechthaben“, sondern vorrangig um den Wunsch, den betroffenen Familien auf bestmögliche Weise zu helfen. Jede Methode, die uns diesem Ziel näherbringt, ist gut.

Zwei Einschränkungen möchte ich dabei machen. Es hilft weder den hyperaktiven Kindern noch ihren Familien, wenn nur Symptome durch Medikamente vorübergehend gedämpft oder überdeckt werden, anstatt die Ursachen zu behandeln. Und man sollte endlich erkennen, daß Hyperaktivität nicht mit schlechtem Benehmen oder gar Erziehungsfehlern gleichzusetzen ist. Das schafft in den Familien, die es weiß Gott schwer genug haben, zusätzliche Schuldgefühle und ist nicht zu verantworten. Ein hyperaktives Kind ist weder dumm noch böse, sondern einfach krank.

Mit diesem Buch möchte ich den betroffenen Familien Mut machen. Ich habe größte Hochachtung vor Müttern und Vätern eines hyperaktiven Kindes. Von ihnen wird sehr viel Kraft und Geduld verlangt. Es erstaunt mich immer wieder, welches Maß an Energie diese Eltern entwickeln, um ihrem Kind zu helfen, wie schnell sie bei Laienkursen, die ich regelmäßig durchführe, die angebotenen Tips annehmen und sie zu Hause in die Tat umsetzen. Aber da es um komplizierte biochemische Abläufe geht, reichen die Kenntnisse eines Laien zur Bewältigung dieser Aufgabe oft nicht aus. Sie können sehr viel selbst tun, und es geht nicht ohne Ihr Engagement. Trotzdem bitte ich Sie, im Zweifelsfall einen erfahrenen Arzt oder Therapeuten zu Rate ziehen, damit in Ihre Familie wieder Glück und Frieden einziehen.

Literatur

Bock, H. E., Kaufmann, W., Löhr, G.W.: *Pathopsychologie*. Georg-Thieme Verlag, Stuttgart

Buchwald: *Impfen schützt nicht, Impfen nützt nicht, Impfen schadet*. Deutsches Journal für Homöopathie 1/89. Barthel & Barthel Verlag, Berg

Chocron, D. S.: *Heilen mit Edelsteinen*. Heinrich Hugendubel Verlag, München

Diamond, J.: *Die heilende Kraft der Emotionen*. Verlag für Angewandte Kinesiologie, Freiburg im Breisgau

Flower Essence Society: *Blütenessenzen – Repertorium ihrer Wirkungsweisen*. Verlag Herbert Thelesklav, München

Imhäuser, H.: *Homöopathie in der Kinderheilkunde*. Karl F. Haug Verlag, Heidelberg

Karlson, P.: *Biochemie*. Georg Thieme Verlag, Stuttgart

Mezger, J.: Gesichtete Homöopathische Arzneimittellehre. Karl F. Haug Verlag, Heidelberg

Rosival, V.: *Hyperaktivität natürlich behandeln*. Gräfe und Unzer Verlag, München

Rosival, V.: *Wegweiser zur Naturheilkunde*. Dr. Vera Rosival Verlag, München

Rosival, V.: *Migräne natürlich behandeln*. Gräfe und Unzer Verlag, München

Rosival, V.: *Hausapotheke in Bildern*. Dr. Vera Rosival Verlag, München

Scheffer, M.: *Bach Blütentherapie, Theorie und Praxis*. Heinrich Hugendubel Verlag, München

Adressen

Für die praktische Anwendung der Homöopathie habe ich für meine Patienten eine **Homöopathische Haus- und Reiseapotheke** zusammengestellt, damit sie die Möglichkeit haben, schon bei Anzeichen von Erkrankungen akute Beschwerden selbst zu behandeln. Diese Apotheke enthält in einer Taschenpackung 60 übersichtlich angeordnete Mittel mit Anleitungen.

Preis: DM 198,–
Röhrchen je 3 g

oder

Preis:DM 295,–
Röhrchen je 5 g

*Bestellung:*Puccini-Apotheke
Josef-Lang-Str. 25
81245 München
Tel.: 089 / 83 25 24
Fax: 089 / 83 25 24

Bestellung: über Ihre Apotheke
von der Firma Staufen Pharma

Zur oben beschriebenen Haus- und Reiseapotheke gibt es ein Bilderbuch, in dem alle Mittel zum besseren Verständnis in Karikaturen dargestellt sind:

Homöopathische Hausapotheke in Bildern
von Dr. Vera Rosival

ISBN3–928355–02–3 • DM 25,–

Bestellung: Verlag Dr. Vera Rosival
Windeckstr. 80
81375 München
Tel.: 089 / 719 15 37
Fax: 089 / 71 78 26

Es werden Kurse für Laien organisiert. Bitte fordern Sie das Seminarprogramm mit frankiertem Rückumschlag an:

BIO-INSTITUT
Dr. Vera Rosival
Windeckstr. 80
81375 München
Tel. 089 / 719 15 37
Fax 089 / 71 78 26

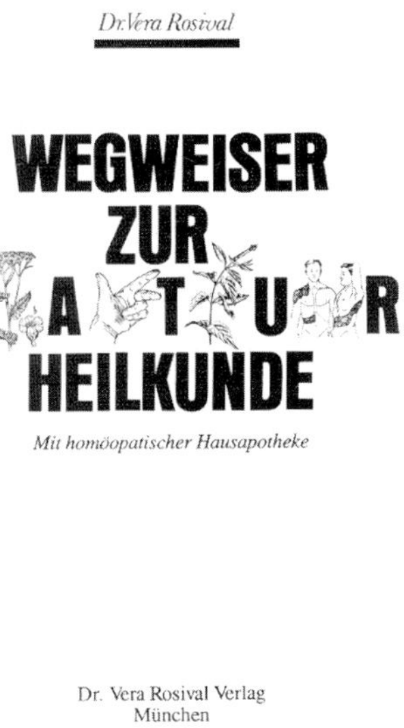

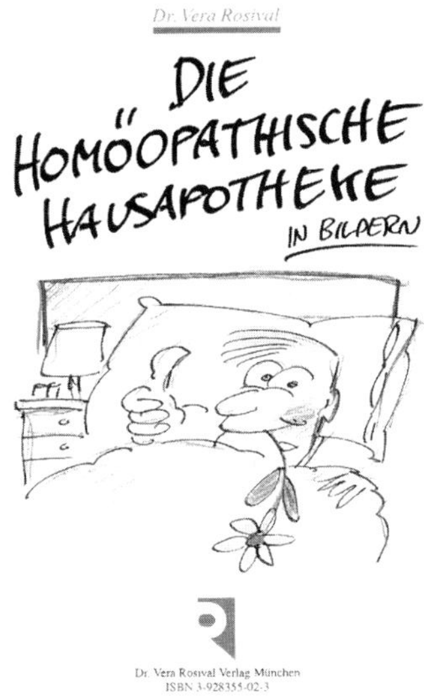

Dieses Buch ist die Grundlage, auf der „Die Familie mit hyperaktivem Kind“ aufbaut. Die Autorin erklärt in leichtverständlicher Sprache, wie Krankheiten entstehen und wie man sie mit naturheilkundlichen Mitteln behandeln kann.
Das bewährte Konzept der biochemisch-homöopathischen Stoffwechselregulation verbindet die nebenwirkungsfreie homöopathische Therapie mit besonderen Steuerungsmöglichkeiten biochemischer Abläufe im Körper.
Häufige Alltagsbeschwerden können frühzeitig erkannt und erfolgreich gelindert werden.
Der „Wegweiser zur Naturheilkunde“ zeigt Ihnen an Hand vieler Beispiele aus der Praxis, wie sie gesund werden und gesund bleiben können. Wenn Sie diese „Fibel“ zur Hand nehmen, werden Sie Zusammenhänge aus den anderen Büchern der Autorin besser verstehen.

Dr. rer. nat. Vera Rosival
Wegweiser zur Naturheilkunde
Mit homöopathischer Hausapotheke
207 Seiten, Format 16 x 21,5 cm, Hardcover
49,– DM, ISBN 3–928355–00–7

60 homöopathische Mittel zur Behandlung von akuten und chronischen Beschwerden – erläutert in verständlichen Texten, vorgestellt in einprägsamen Karikaturen, versehen mit genauen Anwendungs- und Dosierungsvorschriften.

Eine Hilfe für die ganze Familie.

Dr. rer. nat. Vera Rosival
Die homöopathische Hausapotheke in Bildern
154 Seiten, Format 14,8 x 21 cm, Paperback
25,– DM, ISBN 3–928355–02–3

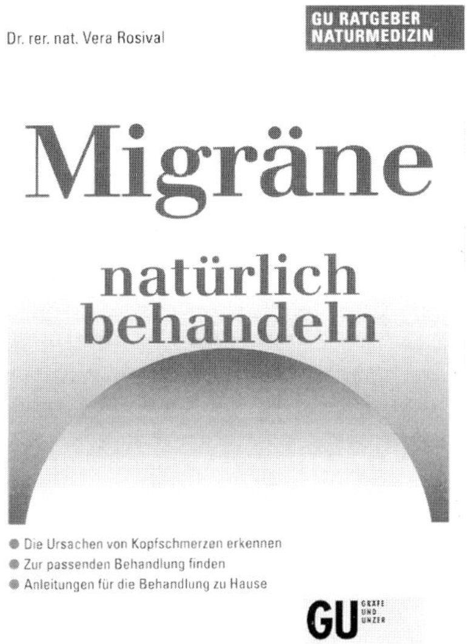

Erschöpfung und Lustlosigkeit, Nervosität und Unruhe mit meist einseitig auftretendem Kopfschmerz, der sich bis zur Unerträglichkeit steigern kann, erhöhte Sensibilität für Gerüche, Lärm und Licht, Übelkeit und Erbrechen – so bahnt sich ein Migräneanfall an.
Akute Kreislaufstörungen bis zu Ohnmachtsanfällen können folgen.
In diesem Ratgeber sind Entstehung und Entwicklung der Migräne dargestellt, ihre natürliche Behandlung erläutert.
Mögliche Ursachen: Stoffwechselerkrankungen, Neuralgien, psychische und nervöse Störungen, Anämie, Organstörungen, Wirbelsäulenprobleme, Störungen der Sinnesorgane, Infektionskrankheiten, aber auch Genußmittelmißbrauch, Störfelder, Wetterfühligkeit und Umweltgifte.
Natürliche Hilfe durch Homöopathie, Heilpflanzen, Bachblüten, Meditation, Yoga, Akupressur, Kinesiologie.

Dr. rer. nat. Vera Rosival
Migräne natürlich behandeln
112 Seiten, Format 16 x 21,5 cm, Paperback
19,80 DM, ISBN-3-7742-1134-5

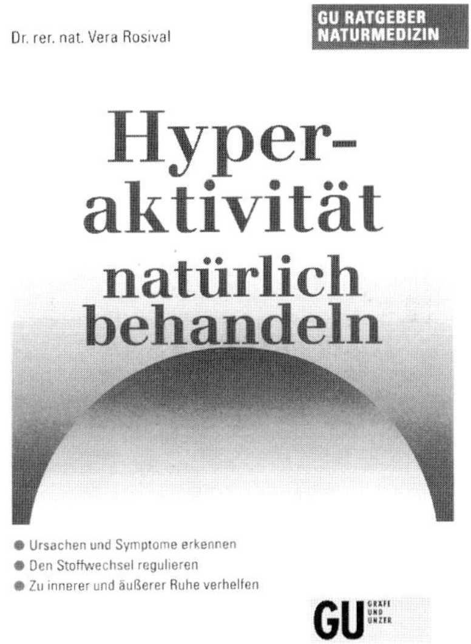

Übersteigerter Bewegungsdrang, extreme Stimmungsschwankungen, Lernschwierigkeiten, nur einige der Verhaltensauffälligkeiten, die bei einem Kind auf Hyperaktivität hinweisen könnten.
Allzu oft leichthin als „Zappelphilipp“ abgetan, ist ein hyperaktives Kind in Wahrheit todunglücklich, sein auffälliges Verhalten ein Hilferuf, der ernstgenommen werden muß!
Den Eltern Sorgen ersparen, das Leiden der Kinder lindern – das Anliegen dieses Buches, in dem die Behandlung mit naturmedizinischen Methoden dargestellt ist, Offenbart sich in klaren Anleitungen zur Selbsthilfe, verständlicher Darstellung der Stoffwechselstörung als Krankheitsursache sowie der ärztlichen Maßnahmen. Der Ratgeber, der wirklich hilft!

Dr. rer. nat. Vera Rosival
Hyperaktivität natürlich behandeln
So helfe ich meinem Kind bei Übererregbarkeit
96 Seiten, Format 16 x 21,5 cm, Paperback
19,80 DM, ISBN-3-7742-1394-1